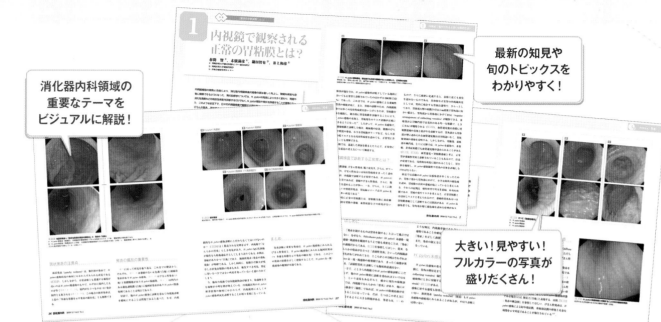

消化器内科領域の
重要なテーマを
ビジュアルに解説！

最新の知見や
旬のトピックスを
わかりやすく！

大きい！見やすい！
フルカラーの写真が
盛りだくさん！

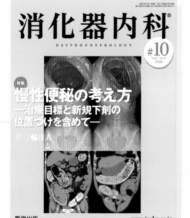

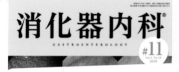

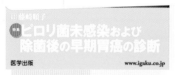

JN097273

www.igaku.co.jp

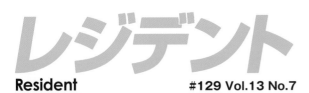

Resident #129 Vol.13 No.7

#129

CONTENTS
目 次

Information

表紙イラスト／齋藤州一

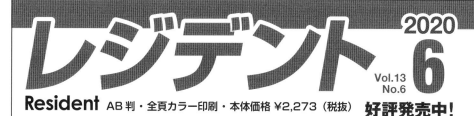

レジデント 2020 **6**
Vol.13
No.6
Resident AB判・全頁カラー印刷・本体価格 ¥2,273（税抜） 好評発売中！

[特集]
**熱傷初期診療の
エッセンスとエビデンス**

企画編集●織田　順（東京医科大学 救急・災害医学分野 主任教授）

[目次] ………………………………………………………………
胸熱傷初期診療の標準化／評価・処置／気道呼吸管理・気道損傷／外用剤・創傷被覆／減張切開／小児熱傷／電撃傷／
化学損傷／多数熱傷患者／チーム医療

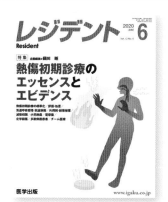

ISBN978-4-287-81128-3

医学出版 113-0033 東京都文京区本郷2-27-18 【販売部】☎03-3813-8225　FAX 03-3818-7888　　**www.igaku.co.jp**

スポーツ傷害の画像診断

企画編集● 帖佐悦男（宮崎大学医学部 整形外科 教授）

特集にあたって　　　　帖佐悦男

　スポーツは，競技スポーツのみでなく生涯スポーツもあり，子どもから高齢者まで幅広い年代で運動とともに実施されており，スポーツ傷害（外傷・障害）は，どの診療科にいても遭遇することがあります．同様にレジデントや医学生も，自身のスポーツ傷害を含め本傷害を経験することは多いため，本企画が立案されたと考えます．

　また，日本ではラグビーワールドカップ2019日本大会（RWC2019），2020東京オリンピック・パラリンピック，ワールドマスターズゲームズ2021関西といった世界規模の大会が3年連続で開催される「奇跡の3年」を迎えており，スポーツ熱が高まっています．COVID-19の影響で，TOKYO2020の開催は2021年に延期されました．ここで，COVID-19で被害に遭われました方々にお見舞い申し上げます．

　スポーツ傷害（損傷）で，スポーツ活動中，1回の急激な大きな外力で発生するケガを「外傷」と呼び，スポーツ動作の繰り返しによって身体の特定部位に負荷が加わり起こる故障を「障害」と呼んでいます．スポーツ障害は，overuse sports injury：オーバーユース（障害）や使いすぎ症候群と呼ばれています．野球肘（上腕骨小頭離断性骨軟骨炎）などのスポーツ障害は，定期的な検診や指導により予防が可能であり，外傷や障害も早期診断し，早期治療することで元のスポーツ活動に復帰させることが可能です．

　その早期診断に医療面接や身体診察が大切なことに疑う余地はありませんが，医療面接などでは早期に確定診断に至らないこともあり，とくにトップアスリートの場合は早期スポーツ復帰が望まれますので，スポーツ傷害の場合画像診断が大いに役立ちます．運動器（整形外科的）疾患の画像診断の基本は単純X線検査であり，撮影法を駆使

することで僅かな病変を見逃さないことも可能です．MRI（magnetic resonance imaging：磁気共鳴画像診断装置）の登場で，放射線被曝せずに組織の質的診断に加え，不顕性骨折など単純X線検査では評価できない時期から診断が可能になり，超音波診断装置の進歩で，運動器疾患の質的・動的把握や治癒過程の評価を簡便に行えるようになりました．

　本誌はレジデントや医学生が対象ですので，スポーツ傷害の画像診断の中でも，基本的な事項と画像診断における注意点を総論としてまずとりあげました．次に各論では，重要な疾患として肉離れ，疲労骨折と捻挫について概説していただき，最後に日常診療上よく遭遇するスポーツ外傷と障害の代表的疾患や，スポーツ傷害の中でもレジデントが遭遇した際にとくに見逃しやすい疾患をとりあげました．

　大変なご多忙のなか，本誌にご執筆いただいた先生方にあらためまして深謝するとともに，本誌が診療や勉学の傍らにおかれ，読者の皆様方の臨床に役立つことを祈念し，序文の挨拶といたします．

Profile

帖佐悦男（ちょうさ えつお）
宮崎大学医学部 整形外科 教授
1984年大分医科大学卒業し，同年宮崎医科大学整形外科入局．1993～1994年スイスベルン大学留学，2004年から現職，現在リハビリテーション科長，副病院長，副学部長，学長特別補佐兼任．

1

スポーツ傷害における画像診断のエッセンス

帖佐悦男

宮崎大学医学部 整形外科 教授

Point ① スポーツ診療の初診時に注意すべきことを説明できる.

Point ② モダリティの特徴を修得する.

Point ③ 単純X線検査を依頼する際の要点を説明できる.

はじめに

近年, 幼児・小学生から高齢者にいたるまでスポーツへの関心が高まり, 文部科学省による生涯スポーツからトップアスリートまでを対象としたスポーツ基本法の制定, 国家施策としてのスポーツ推進がなされ, さらには世界規模のラグビーワールドカップ2019日本大会(RWC2019), 2020年東京オリンピック・パラリンピック(2021年に延期), ワールドマスターズゲームズ2021関西が開催される"奇跡の3年"を迎え, スポーツ熱がますます高まっている. これらのこともあり年齢性別を問わずにスポーツを楽しむ人口が増加し, それに伴いスポーツを起因として発生する外傷・障害も増加してきている[1-3]. スポーツ傷害(外傷・障害)を抱えた選手は可能な限り早期に, かつ受傷以前の状態もしくはそれ以上での状態での復帰を望み医療機関を受診するが, スポーツ傷害の増加によってレジデントが診察する機会も増えている. スポーツ傷害を実地臨床で診断する際に重要なことは, 的確な医療面接(問診)や身体所見をとることである. そして, 鑑別診断や治療方針を決定するにあたり, 画像診断は必要不可欠である[1-7].

本稿では, 画像診断のエッセンスについて述べる.

1. 初診時に注意すべきこと[1-7]

スポーツ診療の現場では, 初期には疼痛のみで単純X線上病変が不明瞭なため, 診断が困難な場合がある. 病変を見逃さないためにも, 解剖・生理, 正常変異, 種目特性や社会背景を理解し, さまざまな疾患を疑い診断・治療にあたる必要がある.

診断に際し医療安全上の注意点として, ①年齢, 性別, 受傷機転や症状などから鑑別疾患の検討と患者説明, ②病態やモダリティ(機器)の特徴を考慮して画像検査を選択, ③解剖学的知識に基づいた異常所見の把握, ④安易な診断をつけない, ⑤適切な画像・健側と比較する, X線撮影では病変に対し接線方向に撮影する, ⑥一定期間をおいて再度撮影すること, などが重要である(図1). 画像診断のコツを記載する(表1).

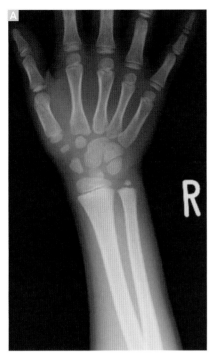
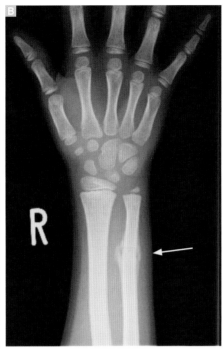

図1 10歳男児
野球中，右前腕にボールがあたり受傷した．初診時（A）
は疼痛著明であるが病変は不明であった．3週後（B）
再度撮影し骨折が明らかである．

それぞれのモダリティの特徴を述べる．

2. モダリティの特徴[5,7)]

単純X線検査

　救急の現場では，直ぐにCT検査を実施する傾向にある
が，被曝やCTを設置している施設は限られているため，
スポーツ傷害の画像検査の基本は単純X線検査である．骨
病変の評価のみならずCR（computed tomography）画像
により，軟部組織の観察もある程度可能である．

　一般に，X線検査では病変部の正面および側面像の2方
向を撮影するが，部位によっては斜位像（軸位像，動態撮
影像）を追加する．大切なことは，撮影された画像が評価
可能な画像であるかをまず判断することである．

　以下に，X線検査上のエッセンスを述べる．

両側の撮影

　骨端線損傷（裂離骨折を含む）など，軟骨病変を含む成
長期の傷害や皮質骨の不整など早期の異常所見の把握のた
め，健側と比較する（図2）．

表1 画像診断のコツ 医療安全の観点から

◇病態（受傷機転）から見抜く

◇病態にあったモダリティ（X線，CT，MRIなど）を選択

◇病態にあった撮影法・撮像法・部位の選択

◇所見：特徴あるサインに気づく

◇病変が隠れていないか（全範囲の確認）

◇ ABCS：Alignment, Bone, Cartilage, Soft tissue

◇病変の特徴の理解：
　技術，正常変異，先天異常，炎症（感染含）
　腫瘍，変性疾患，傷害（外傷・障害）

接線方向撮影

　骨組織の重積効果のため，病変部を明瞭にするためには
接線方向撮影が有用である（図2）．医療面接から疾患を
推測し，その病変に対し接線方向撮影を追加することで，
疾患を見逃す可能性が減る．

ストレス・動態撮影

　靱帯損傷など，関節や脊椎の不安定性の評価に有用である．
関節弛緩性の影響を考慮するため，健側と比較する（図3）．

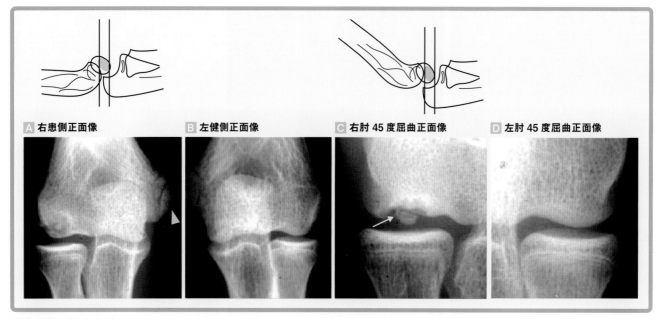

図2 X線検査，野球肘
Aの内側障害（矢頭）はB健側と比較し明らかであり，Cの接線方向撮影像で上腕骨小頭病変（矢印）がより明瞭に描出される．

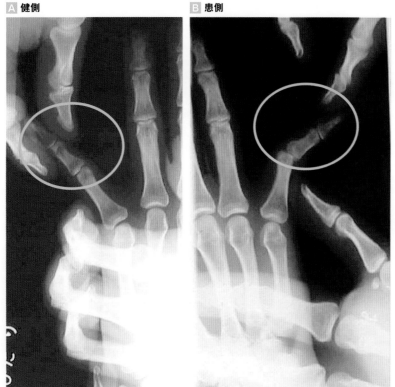

図3 ストレステスト
小指PIP関節側副靱帯損傷．バスケットボールにて右小指を受傷した．ストレステストでBは，Aに比べ明らかな不安定性を認める（丸印）．

MRI（magnetic resonance imaging）検査

MRIは放射線被曝のない検査であり，任意撮像断面や高い組織分解能により，脳・脊髄や筋・腱などの軟部組織ならびに軟骨や骨髄病変を診断するのに有用である．局所の炎症・浮腫などの評価に優れ，微小骨折，疲労骨折の早

A 初診時左股関節X線検査正面像	B 初診時左股関節MRI T2強調脂肪波抑制像	C 4か月後，左股関節X線検査正面像

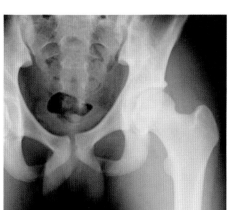 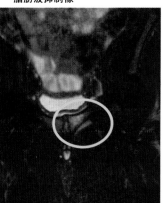 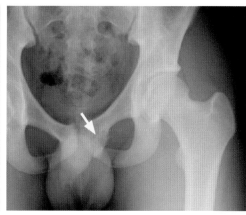

図4 16歳男子

左恥骨不顕性骨折．柔道中に左鼠径部痛を訴えた．初診時X線像Aでは明らかな骨折は認めないが，MRI像Bで髄内浮腫像を認める（丸印）．4か月後のX線像Cで明らかな仮骨形成を認める（矢印）．

A 初診時単純X線頸椎開口位像	B 初診時単純X線頸椎側面像	C 初診時CT横断像

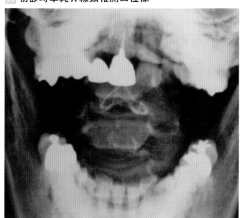 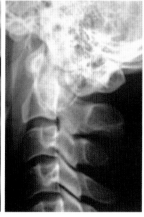 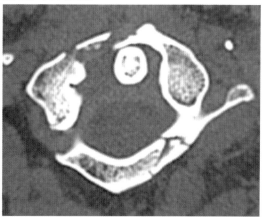

図5 19歳男子

サーフィン中に受傷し，頸部椎を訴えた．単純X線像A，Bでは明らかな骨病変を認めないが，CT像（C）で，環椎破裂骨折（Jefferson骨折）を認める．

期診断（図4）や骨腫瘍などとの鑑別に有用であるが，鋭敏なため変性所見を損傷・断裂と誤診する可能性がある．受傷機転や身体所見を含め，総合的評価が重要である．

CT（computed tomography）検査

CT検査は，MRI検査と比べ放射線被曝という欠点はあるが，検査時間が短く空間分解能に優れている．微細な骨病変（小骨片の転位，骨硬化，関節面の不整など）や骨組織が重なる部位の評価，疲労骨折の早期診断に有用である（図5）．また，立体的に描出する3次元CTは，患者への説明や病変の把握に有用である．

核医学検査（シンチグラフィー）

主に骨シンチグラフィー（99mTc）が用いられ，微小骨折，疲労骨折の早期診断や骨腫瘍などとの鑑別に有用である．

A 受傷後エコー像

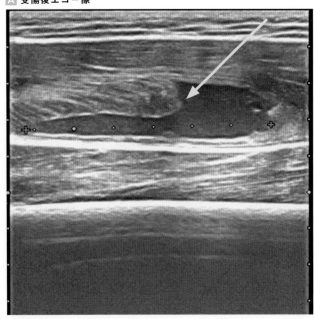

B 血腫除去後エコー像

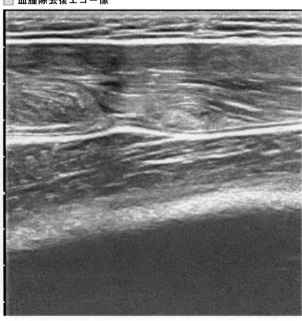

図6 17歳女子
大腿四頭筋損傷. 陸上競技中に大腿部を受傷した. Aの受傷後エコー像では血腫形成を認める.

超音波（エコー）検査

　超音波検査装置の進歩とともに，スポーツ現場で超音波検査の使用頻度が増加している. 筋・腱・靱帯などの軟部組織や骨軟骨表面の病変の診断のみならず，病変の程度や治癒過程の評価に有用である（図6）. また，MRIに比べ安価で簡便に使用できるため，治癒過程の評価など定期的に使用でき，動態評価が可能なことが特徴である.

PET（positron emission tomography）検査

　頭部外傷によって引き起こされた脳内タウタンパク質を可視化することで，遅発性脳障害の把握に有用である.

おわりに

　スポーツ分野のスポーツ傷害の評価のみならず，病態解明や予防に今後ますます画像診断の重要性が高まる.
　スポーツ診療にあたっては，競技特異性や個々の身体特性を理解し，受傷機転からさまざまな疾患を念頭に置きなが

ら，身体診察に加え，さらにはモダリティの特徴を理解し適切な画像検査を行い，確定診断へ導くことが重要である.

参考・引用文献
1) 中村嘉宏・帖佐悦男：骨盤・股関節における症例別画像診断と読影のポイント. 関節外科，33: 401-409, 2014.
2) 帖佐悦男：疲労骨折の画像診断. 整形・災害外科，59: 1411-1418, 2016.
3) 田島卓也・帖佐悦男：膝関節スポーツ外傷・障害の画像診断のコツと落とし穴. 関節外科，38: 1198-1205, 2019.
4) 帖佐悦男：見過ごされやすいスポーツ外傷・障害. 日整会会誌，83: 487-495, 2009.
5) 帖佐悦男：スポーツ傷害の画像診断. 羊土社，2013.
6) 帖佐悦男：整形外科・スポーツ医が画像診断に期待すること－骨・軟部外傷・障害の診断に際し－. 臨床画像，31: 288-296, 2015.
7) 帖佐悦男：スポーツ外傷・障害の画像診断 完全攻略. 医学書院，2015.

Profile

帖佐悦男（ちょうさ えつお）
宮崎大学医学部 整形外科 教授
1984年大分医科大学卒業し，同年宮崎医科大学整形外科入局. 1993～1994年スイスベルン大学留学，2004年から現職，現在リハビリテーション科科長，副病院長，副学部長，学長特別補佐兼任.

2

スポーツ傷害における画像診断のピットフォール

田島卓也[1]，帖佐悦男[2]

1）宮崎大学医学部 整形外科 学部講師
2）宮崎大学医学部 整形外科 教授／
宮崎大学附属病院リハビリテーション科 科長

Point ① 適切なモダリティを選択できる.

Point ② 適切な撮影方法を指示できる.

Point ③ 左右差を考慮する.

はじめに

2011年8月にスポーツ基本法が施行され，日本のスポーツを取り巻く環境は大きく変化している．また，2019年のラグビーワールドカップをはじめ多くの国際メガスポーツイベントが日本でも開催され，日本におけるスポーツの注目度も高まっている．未就学児や小学生を対象としたスポーツ少年団のみならず，中高年および高齢者におけるスポーツ熱も高まり，潜在的なスポーツ愛好家の数も増加している．また，スポーツ愛好家の数が増えるとともに，スポーツに関連した外傷や障害の数も増加しているのが現状である．

しかしながら一般外傷と比較して，スポーツに関連する外傷・障害は軽視される傾向にあるのも残念ながら事実である．スポーツ選手・愛好家が整形外科を受診した際に「レントゲン検査で骨に異常はないから大丈夫」「外用剤を貼付してしばらく休みなさい」などと言われ，スポーツ特有の外傷・障害を見逃され症状が遷延化することもある．不適切な初期診療のために症状が遷延化することで，希望する試合・大会への出場が間に合わないことや，練習不参加の期間が長期化し，チーム内・学校内での社会的関係の破綻を惹起する危険性もあろう．初診時に適切で正確な診断をつけなければ患者に不利益をあたえるだけではなく，医療者自身の信頼の失墜にもなりかねない．そのような状況を防ぐためには，適切な徒手診察とともに，補助診断法としての画像検査が重要となる．

本稿では，スポーツ外傷・障害における画像診断のコツとピットフォールを述べる．

1. まずは適切な診察を

スポーツ外傷・障害の原因は，①アクシデントの要素が強いもの，②スポーツの動作特異性に関与するもの（競技特異性含む），③患者のからだのコンディショニング不良（タイトネスなど）に起因するもの，④アライメント異常，形状異常（扁平足など）に起因するもの，に大別できる．

まずは十分な医療面接を行ったうえで視診・触診を含め適切な身体所見をとり，正確な徒手検査を実施することで，

「どこが悪いのか」「安静時でも痛いのか，動作時に痛いのか」をしっかり見極めることが重要である．なお，診察ベッド上で安静横臥している際には痛みを訴えないケースも多い．荷重や実際の動きを再現し，いつどのような動作をしている際に支障があるのかを見極めなければならない．さらに足の形状，実際に使用しているシューズやスパイクなどのチェックや各種アライメント，関節弛緩性，筋タイトネス，動作フォームの乱れなどにも留意しなければならない．その後，補助診断として各種画像検査を選択する．

2. どのモダリティを選択すればいいのか？

スポーツ外傷・障害に対する画像モダリティとしては，一般的に，①単純X線検査，②超音波エコー，③magnetic resonance imaging（MRI），④computed tomography（CT）scan，などがあげられる．整形外科疾患におけるモダリティとしては，他にシンチグラフィー，X線透視検査などもあるが，スポーツ外傷・障害に対しての使用頻度は高くない．

各画像モダリティには，収集可能な情報の相違や検査費用も含め一長一短がある．稚拙な診察を行い，「とりあえずMRIを撮像する」姿勢には賛同できない．各画像モダリティの特性を十分に把握すること，そして適切な初期診察で得られた情報を基に「どの疾患・外傷を疑っているのか？」「その情報を得るためにはどのモダリティを選択すればいいのか？」を十分に考慮して，画像検査のオーダーを進めていかなければならない．

単純X線検査

一般整形外科の診療において基本となる検査法であり，骨関節の評価に有用である．ほぼすべての整形外科診療施設に設置されており，予約などの必要もなく安価で検査時間も短い．近年はデジタルレントゲンが普及しており，画面上で濃淡の調整，画像の拡大・縮小の調整，各種計測なども実施可能である．頸椎から足趾まで部位を問わず撮像可能であり，各部位に対する基本的な撮像法も確立され

ている．多くは正面像のみならず側面像や斜位像を組み合わせて実施する．膝関節に対するRosenberg像，顆間窩撮影法，膝蓋大腿関節に対するSkyline view，肩関節に対するスカプラY撮像法，Zero-position撮像，股関節に対するFalse Profile view，足関節に対するMortise viewなど，部位に特化した有用な撮像法・撮像姿位も豊富にあるため，これらの特性も理解したうえでオーダーしなければならない．一方，とくにスポーツ外傷・障害時の単純X線検査において留意すべき点を以下に記す．

適切な撮像方向を考慮しよう

通常，各医療施設の単純X線検査オーダーは「膝関節2方向：正面，側面」「腰椎4方向：正面，側面，両斜位」のように，すでに検査セットとしてシステム化されたオーダー法がある．得られた画像の中に欲する情報や有益な情報が含まれていないと「単純X線画像では異常所見がないから問題なし」と判断されてしまう危険性がある．適切なオーダーをしていないことが，誤診・見逃しに直結してしまう．前述の通りに，各部位に特化した撮像法を十分に理解したうえで，「診察の結果，疑っている病変を描出するにはどの撮像法，どの方向から撮像すれば適当か」を十分に吟味して画像検査をオーダーすべきである．

また，筋腱付着部の裂離骨折や剪断面の病変は，通常の撮像法では描出することが困難であることもある．このような病変を疑った場合には，病変の接線方向から照射しなければ有用な情報は得られないことが多い[1]．関節の適合性の評価においても同様であり，接線方向より撮像することが重要である．例えば膝蓋骨脱臼・亜脱臼の場合には，Skyline viewが有益である．その際，膝関節屈曲角度を30度，60度，90度で各々撮像することによって「どの膝関節屈曲角度において膝蓋骨が外方へシフトするか，大腿骨の形態異常の有無はあるか，剪断性骨折はあるか」などの有益な情報が得られ，治療法選択の一助となり得る（図1）．

荷重関節の場合には荷重か非荷重か

股関節，膝関節，足関節，足などの下肢荷重関節においては，荷重の影響によって得られる画像情報が異なる可能

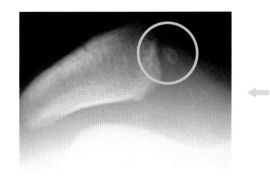

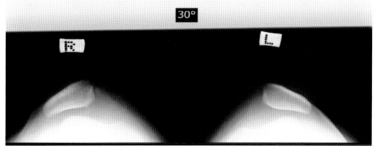

A 膝関節30度屈曲位

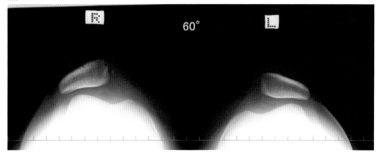

B 60度屈曲位

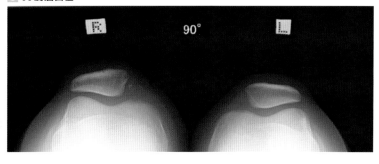

C 90度屈曲位

図1 膝蓋大腿関節 Skyline view
30度および60度屈曲位で両側とも膝蓋骨の外方へのシフトと膝蓋大腿関節の不適合が見られる．また Skyline view では膝蓋骨内縁の小骨片が確認できる（〇印）．

性がある．荷重することにより関節裂隙の狭小化が惹起されることも多く，その現象が痛みを誘発している可能性もある．とくに膝関節においては，荷重することで関節裂隙の狭小化や脛骨が大腿骨に対し外方へシフトする lateral thrust 現象を認めたり，外側円板状半月障害では外側関節裂隙の開大が顕著になることが多い（図2）[2]．また，アーチの低下に起因する扁平足障害の評価においては，荷重時の画像を撮像しなければ異常所見は見られない．スポーツ選手・愛好家においては，安静横臥時には症状がないことが多く，臥位・非荷重で画像を撮像しても異常所見はないこともあるので留意しなければならない．

左右差を比較する

　患側のみ撮像した画像で何らかの異常所見を認めた場合には，すぐに「これが外傷・障害の原因・所見である」と

断定してはならない．とくにスポーツ外傷障害が発生しやすい年代においては，骨格が未発達もしくは発達段階であり，成長軟骨とも呼ばれる骨端線が残存している．未成熟な骨関節においては，撮像していない健側にも同様の所見を認めることがある[3]．成長過程の両側性の所見である場合には，病的意義を持たない可能性もある．

　一方，有痛性外脛骨障害などにおいては両側性に発生することが多く，変則のみの撮像では潜在するリスクを見逃す危険性もある（図3）．さらに判断に迷うようなわずかな異常所見は，健側と比較することで所見の違いが容易に描出されることもある．膝蓋骨脱臼・亜脱臼症例においては，30度，60度，90度膝屈曲位での両側 Skyline view 撮像によって，両側とも外側にシフトするのか，ある角度において患側のみシフトするのかを判別し，治療方針選択の一助にできうる．

　このように，とくに成長段階にある選手のスポーツ外傷・

A 臥位X線正面像

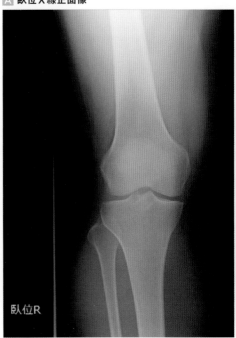

臥位R

B 同症例の立位X線正面像

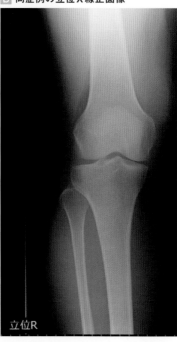

立位R

図2 荷重と非荷重の所見の相違
立位では内側関節裂隙が狭小化し脛骨の外方へのシフトが見られる.

A 左足

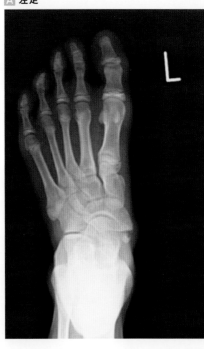

L

B 右足

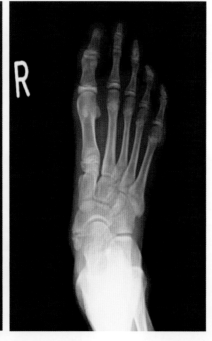

R

図3 両側のチェック
有症状は左足のみであるが，両側に外脛骨を認める.

障害の診察においては，単純X線撮影は両側とも同条件で撮像し，健側と比較することが重要であり，治療対象となる所見かどうかを判断することが重要である[4].

ストレスX線撮影法で関節不安定性を評価する

　通常の単純X線像では，靭帯組織の損傷や断裂を判断することは困難である．しかしながら関節の靭帯損傷を疑う場合には，ストレスX線撮像による機能評価を行い，靭帯機能とくに制動性の確認が可能である．靭帯は関節の安

A 健側

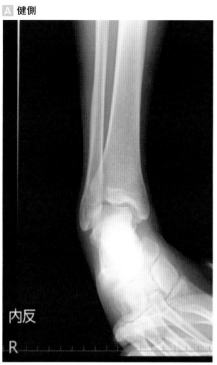

内反

R

B 患側

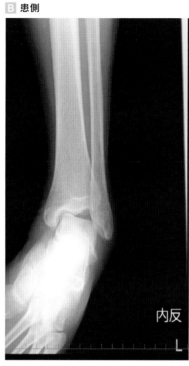

内反

L

図4 足関節ストレスX線
同様に内返しストレスをかけた際，患側のTalar tilt angleの
増大が著明.

定性に寄与しているが，ある靭帯が破綻するとその靭帯が担っている特定の方向への制動性が失われ不安定性が生じる．例えば，足関節外側靭帯（前距腓，踵腓，後距腓）の損傷を疑う場合には，前方引き出しストレス下での撮像や内返しストレス下での撮像が有用であり，膝関節側副靭帯損傷を疑う場合には，内反・外反のストレスをかけて撮像する．必ず両側の撮像を行い，関節適合性の角度や距離などを測定し健側と比較して評価する（図4）．なお，受傷早期には痛みを誘発しやすく十分なストレスを与えることが困難であること，専用の機器ではなく検者が徒手的にストレスをかける場合には検者の力加減により結果が容易に変動する危険性があることに留意しなければならない．

一方，後十字靭帯断裂を疑う場合には，重力ストレスを利用してのGravity Sag View撮像を行う．後十字靭帯機能が破綻していると重力ストレスにより脛骨の後方移動が生じるため，単純X線像でも関節不安定性が容易に判別できる（図5）[5]．

ノーマルバリアント

単純X線撮像時にしばしば正常変異（normal variant）と呼ばれる所見が写ることがあり，これを異常所見と誤診しないように留意する[6]．正常変異の場合には，病的意義を持たずに治療対象にはならないことが多い（図6）．反対に，正常変異を知らずに「病変である」と誤診することにより，不用意な手術を検討されるケースもあるので注意を要する．

超音波エコー

近年，超音波エコー機器は飛躍的に発展し，整形外科領域においても広く普及し活用されている[7]．超音波エコーは筋の収縮，腱の滑走，関節液貯留，関節滑膜の肥厚，靭帯や軟骨の状態，関節包の状態をはじめ軟部組織の評価に優れ，骨表面とくに皮質の評価も可能である[8]．予約枠なども不要かつ被ばくがなく非侵襲的であり，通常の外来診療の他に携帯型機器の普及により，スポーツ現場での評価も可能である．他の画像モダリティと異なり，静止画のみならず動画での評価も可能である．

使用するプローブは，大小さまざまな形態がある．用途によって使い分けることで，大腿四頭筋のような大きな筋の評価から指などの小病変の確認が可能である．ストレスをかけながらリアルタイムでの評価もできるため，足関節外側靭帯の評価においては，中間位での評価からストレス

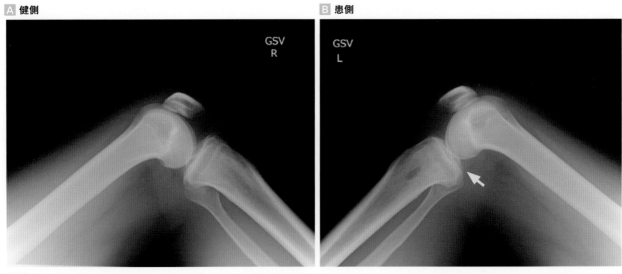

A 健側　GSV R

B 患側　GSV L

図5 **PCL Gravity sag view**
患側の脛骨後方移動を認める（矢印）.

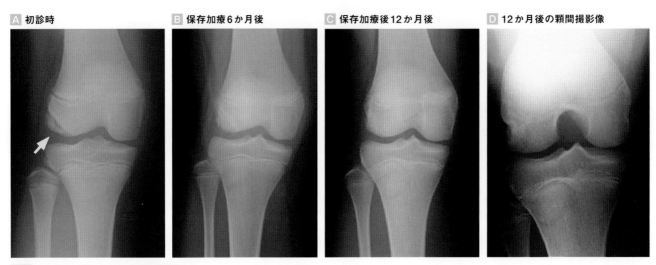

A 初診時　**B 保存加療6か月後**　**C 保存加療後12か月後**　**D 12か月後の顆間撮影像**

図6 **ノーマルバリアント（正常変異）**
離断性骨軟骨炎と間違うことのある骨化変異（矢印）. 保存加療および経過観察で自然消失.

をかけた状態での評価に移行することによって靭帯の性状や制動性なども確認できる（図7）. 一方, 検者自身のスキルに大きく依存する検査法でもあり, 稚拙なスキルは病変の見逃しを惹起する危険性もあろう. 実際にエコーで描写している範囲内の構造物には何があるか, 現在描出している組織は何であるかを含め, 解剖学的な知識も必須となる.

いずれにせよ, 超音波エコーはもはやスポーツ外傷・障害に対する診療においてスタンダードな検査法になりつつあるため, 今後は超音波エコー機器を用いた診療をできない医師は淘汰される傾向になるかもしれない. しかしながら本検査法は万能ではなく, 超音波を照射している範囲のみの情報になるため, 関節全体や筋全体の走行範囲の描出や, 組織解像度などは後述するMRIのほうが優れている. 各種モダリティを組み合わせて検査を進めていかなければならない.

MRI

MRI検査は組織解像度が高く, 放射線による被ばくも生じず, 整形外科領域の外傷・障害の評価に広く使用されている. 一方, 他の検査と比較すると高価であり検査時間も

A 中間位

B 内返しストレスをかけた状態

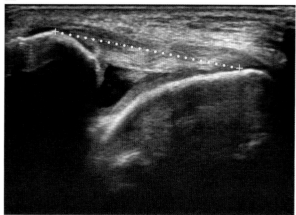

図7 足関節前距腓靭帯損傷例の超音波エコー
超音波では動的に評価することも可能である.

A 単純X線正面像

B 単純X線側面像

C MRI脂肪抑制像

D T2強調像

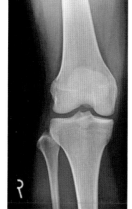 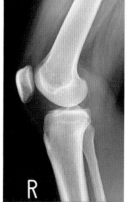 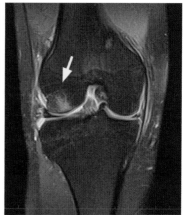 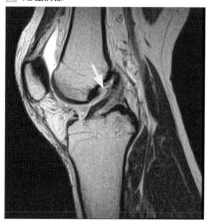

図8 MRI骨髄内および軟部組織の評価
B:明らかな異常は認めない.
C:髄内にbone bruiseを認める(矢印).
D:前十字靭帯断裂を認める(矢印).

長く,MRI機器を設置している医療施設も限られる.すなわち,いつでもすぐに気軽に実施できるような検査ではない.

しかしながら前述の通りに,軟部組織のみならず,髄内浮腫・出血,bone bruise,炎症などの骨内の微細な異常も描出可能であり,スポーツ外傷・障害の評価には極めて有用である(図8)[9-11].このため,単純X線検査やCT,超音波エコーでは評価が困難な疲労骨折の初期段階における診断には,MRIが用いられることもある.撮像可能な範囲も広く,靭帯の走行や筋の全体像の評価も可能である.また,患側のみならず両側同時に撮像することも可能であり,左右差を1つの画像で評価することができるのは超音波エコーにはない利点である(図9).

基本的な撮像条件には,T1強調画像とT2強調画像がある.T1強調画像においては,水分は低信号に,脂肪は高信号に描出される.T2強調画像においては,デオキシヘモグロビン(急性期の出血)は低信号に,水分は高信号に描出される.線維組織は,両者とも低信号になる.他にも脂肪抑制像やプロトン密度強調像,T2*強調像などの方法もあるが,何の外傷・疾患を疑いMRIを撮像するのかを技師に十分に伝え,適切な画像を得られるように努めなければならない.

一方,MRIは鋭敏な検査であるがゆえに,治療の対象とならないような軽微な変性所見なども描出してしまう可能性もある.これらの所見は,一見損傷のように見えることも

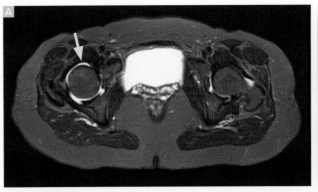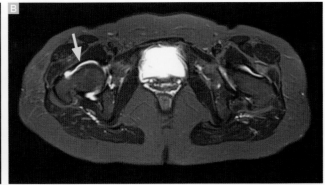

図9 両側の評価
A：右股関節内に液体貯留を認める.
B：同患者の別スライス. 同様に左側と比較して右股関節に液体を認める.

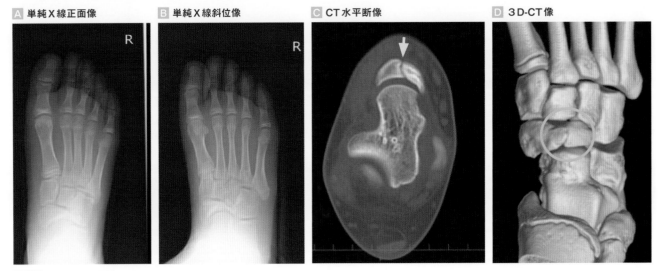

A 単純X線正面像　　B 単純X線斜位像　　C CT水平断像　　D 3D-CT像

図10 足根骨疲労骨折
A,B：舟状骨の異常所見は分かりにくい.
C：CTでは舟状骨の明らかな偽関節所見を認める（矢印）.
D：病変は○印.

あるが, 同部位の身体所見では異常を認めないこともある. MRI検査で何らかの異常所見があるからといってすぐに手術などを考慮するのではなく, 身体所見をはじめ総合的に判断し, 画像所見が意義あるものかどうかを慎重に評価しなければならない. 診療当初より, 他のモダリティでの画像検査を実施せずにいきなりMRI検査を行うのではなく, 単純X線より開始し, 必要性があればMRI検査を検討するとよい.

CT

コンピューター断層撮影法（CT）は, X線の扇状ビームを照射することによって被検体の断層像を得る画像撮影法であり, 整形外科領域においては単純X線検査では判別困難な微細な骨形態の評価に有用である[12]. 手根骨や足根骨など骨が重なり合う部位の障害, とくに疲労骨折などの病変は単純X線像では極めて評価が困難であり, しばしば所見が見逃される（図10）. また, 筋腱付着部骨の裂離骨折なども, 単純X線検査では評価が困難なことも多い. CTでは骨を断層で評価することが可能なため, 小骨片や疲労骨折などの骨の微細な異常も検出可能である. また, 画像結果を3D構築することで, より立体的に評価可能であり, 2次元画像と異なり関節の骨形態やインピンジなどの障害の評価や判断が容易となり手術術式の選択にも有用である（図11）. 一方, CT検査は被検者に放射線被ばく

A CT水平断像	B 矢状断像	C 冠状断像	D 3D-CT像

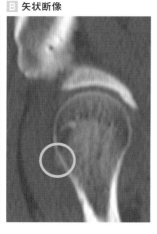 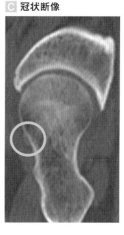 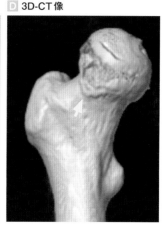

図11 股関節のCAM病変
A,B,C：CT水平断，矢状断，冠状断像において，大腿骨頸部前方にわずかな骨の隆起がある（○印）．
D：同患者の3D-CT像．明らかなCAM病変を認める（矢印）．

を与える危険性もあるため安易な検査は控え，その実施や回数に関しても慎重に決定しなければならない．

おわりに

　スポーツ選手・愛好家の診察時には，「適切なモダリティおよび適切な撮像方法を選択すること」が極めて重要となる．不適切な画像で判断すると，誤診や見逃しを惹起する危険性がある．一方，画像検査で「異常」と思われる所見が得られたとしても，安易に最終判断してはならない．それが現在の症状と合致するか，臨床上有意なものであるかどうかの判断は，慎重に行わなければならない．画像検査の情報はそれだけで確立するものではなく，臨床所見・臨床症状と照らし合わせて「症状の原因になりうるものか」「治療の対象になりうるものか」を吟味して進めていくべきである．

参考・引用文献
1) 田島卓也：スポーツ外傷・障害画像診断の基本．帖佐悦男編．アスリートを救え スポーツ外傷・障害の画像診断完全攻略．東京，医学書院，4-6, 2015.
2) 田島卓也・帖佐悦男：特集 スポーツ診療における画像診断－医療安全上必要なコツと落とし穴－．膝関節スポーツ外傷・障害の画像診断のコツと落とし穴．関節外科，メジカルビュー社，38: 90-97, 2019.
3) 帖佐悦男：成長期（発育期）のスポーツ障害．臨床スポーツ医学，34: 1048-1052, 2017.
4) 福田亜紀：年齢別の画像診断における注意点．帖佐悦男編．必ず診療に役立つ スポーツ傷害の画像診断．東京，羊土社，19-39, 2013.
5) Shino K, Mitsuoka T, Horibe S, *et al.*: The gravity sag view: A simple radiographic technique to show posterior laxity of the knee. *Arthroscopy*, 16: 670-672, 2000.
6) 上谷雅孝：正常変異と外傷性変化．特集 骨・軟部外傷の画像診断．臨床画像，31: 326-337, 2015.
7) 皆川洋至：整形外科医療におけるエコーの有用性．下肢の正常エコー像．関節外科，28: 15-25, 2009.
8) 杉本勝正：特集 スポーツ診療における画像診断－医療安全上必要なコツと落とし穴－．撮り方のポイント．超音波．関節外科，38: 26-33, 2019.
9) 内尾祐司：膝靱帯損傷の画像評価．関節外科，36: 220-230, 2017.
10) Delgado J, Jaramillo D, Chauvin NA: Imaging the injured pediatric athlete: upper extremity. *Radiographics*, 36: 1672-1687, 2016.
11) O' Dell MC, Jaramillo D, Bancroft L, *et al.*: Imaging of sports-related injuries of the lower extremity in pediatric patients. *Radiographics*, 36: 1807-1827, 2016.
12) Nguyen JC, Sheehan SE, Davis KW, *et al.*: Sports and the growing musculoskeletal system: sports imaging series. *Radiology*, 284: 25-42, 2017.

Profile

田島卓也（たじま たくや）
宮崎大学医学部 整形外科 学部講師
1997年 宮崎医科大学（現宮崎大学医学部）卒業．2003年 宮崎医科大学大学院医学研究科博士課程 修了．2009年 宮崎大学医学部附属病院 助教．2010年 Hospital for Special Surgery留学．2019年より現職．

帖佐悦男（ちょうさ えつお）
宮崎大学医学部 整形外科 教授
1984年大分医科大学卒業し，同年宮崎医科大学整形外科入局．1993～1994年スイスベルン大学留学，2004年から現職，現在リハビリテーション科科長，副病院長，副学部長，学長特別補佐兼任．．

3

筋損傷の画像診断

奥脇 透

国立スポーツ科学センター 副センター長

Point **1** 肉離れと筋打撲傷の違いを説明できる.

Point **2** 肉離れや筋打撲傷が起こりやすい筋を1つ挙げられる.

Point **3** 肉離れの典型的な画像所見を1つ挙げられる.

はじめに

　筋損傷は，肉離れをはじめとしてスポーツの現場ではよくみかける外傷の1つである．筋損傷を適切に診療（診断および治療）するには，他のスポーツ外傷・障害と同様に，機能解剖や病態を理解し，対策を考える必要がある．つまり，どこが，どうなったのかを理解し，どうすればよいか，を考えることが大切である．

　本稿では，筋損傷について，機能解剖や病態とともに，その画像診断について理解することをねらいとしている．

1. 筋損傷の概念

　筋損傷の画像診断を理解する前に，筋の機能解剖について理解しておく必要がある．

筋の機能解剖

　典型的な骨格筋の模式図を図1に示す．

　「筋」と言っても，筋線維（①）だけで機能するものではない．腱膜（③）や腱（⑤）を通じて，関節をまたいで骨に付着することにより，筋線維の収縮を関節の動きとして発揮させるものである．図1は，いわゆる二関節筋のモデルである．筋の近位部は，骨から筋腱複合体として起始し（⑥），遠位に向かう．その腱性部は腱膜（③）となり，そこから筋線維が一定の角度（羽状角）で遠位に向かう．この筋線維の走行から，羽状筋と呼ばれるわけであるが，この羽状筋こそが後述する肉離れを起こしやすい筋の特徴である．また腱膜と筋線維のつなぎ目は，筋・腱膜移行部（②）であり，筋線維は遠位で遠位腱膜に移行する．そして遠位腱膜（③′）は，遠位（筋腱移行部④）で腱（⑤）となり，骨に停止する（⑥′）．

　このような構造を理解すると，これらの組織が損傷された場合，機能的に障害されやすいのがどの部分であるかは，容易に推測できる．すなわち，骨の起始部（⑥）または停止部（⑥′）の損傷が最も機能的に障害され，次いで腱（⑤）や腱膜（②，②′），筋腱移行部（③），そして筋線維部の順となる．

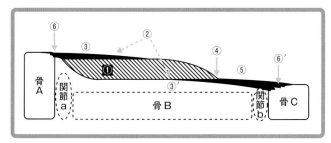

図1 筋腱複合体の解剖
①筋線維部, ②筋・腱膜移行部, ③（近位）腱膜, ③´（遠位）腱膜,
④筋腱移行部, ⑤腱, ⑥（近位）筋腱付着部, ⑥´（遠位）腱付着部

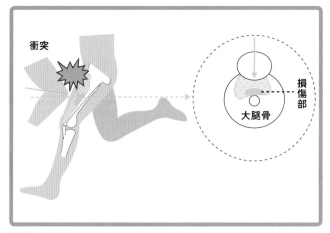

図2 大腿前面の筋打撲傷（受傷場面の模式図）
左：相手との衝突により, 相手の膝が左大腿前面に入り受傷した場面.
右：受傷部分の横断面. 大腿四頭筋の深部（中間広筋）が損傷しやすい.

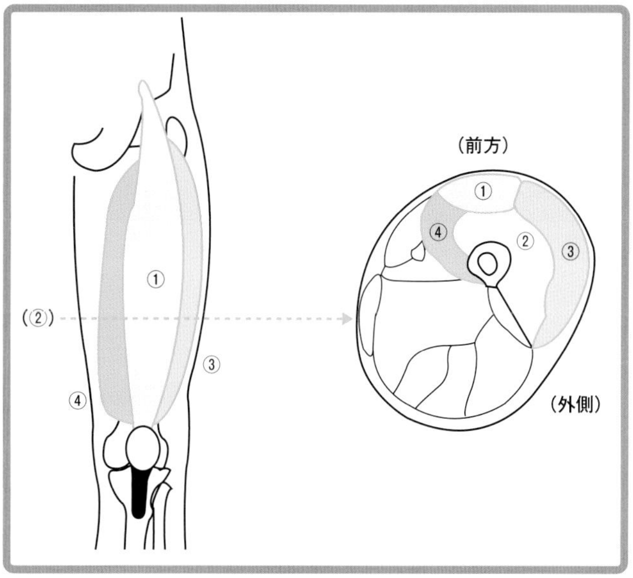

図3 大腿四頭筋の解剖（左足）
左：①大腿直筋, （②）中間広筋（①の深部）, ③外側広筋, ④内側広筋.
右：中央部の横断面（下から見た図）.

筋損傷の種類

筋損傷の画像診断に入る前に, 筋損傷の種類について触れておく.

筋に限らず, 損傷には, 急性損傷と慢性損傷（〜炎, 〜症と呼ばれるもの）がある. ここでは, スポーツ動作時に急性の痛みにて発症する急性損傷について考えてみる.

まずは筋けいれんである. これは一過性の強い筋収縮であり, 筋の損傷を伴うものではない. したがって厳密にいえば筋損傷ではない.

次に筋打撲傷である. これはコンタクトプレーで起こりやすい, **直達外力**による筋損傷である.

そして肉離れは, 筋の**過伸展損傷**である. 図1で示したように, 腱や骨への付着部の損傷も含め, 筋腱複合体の損傷として考えたほうが理解しやすい.

以下に, 代表的な筋損傷である, 筋打撲傷と肉離れについて紹介する. それぞれで具体的な症例を提示しながら, その画像診断について説明する.

2. 筋打撲傷

筋打撲傷の好発部位

図2に, 典型的な筋打撲傷の受傷場面を模式図で示した. このように筋打撲傷は, 相手との接触プレーによって受傷する場合が多く, 大腿の前面が好発部位となる. その大腿部の打撲の瞬間を横断面でみてみると, 大腿前面を強打することにより, 相手の膝と自らの大腿骨の間に大腿前面の筋が挟まれることになる. この場合, 挟まれた筋は, より断面積の小さいほうの側で損傷しやすくなる. つまり, 大腿四頭筋の深部に損傷が生じやすくなるわけである.

そこで, 大腿四頭筋の解剖をおさらいしてみると, 図3

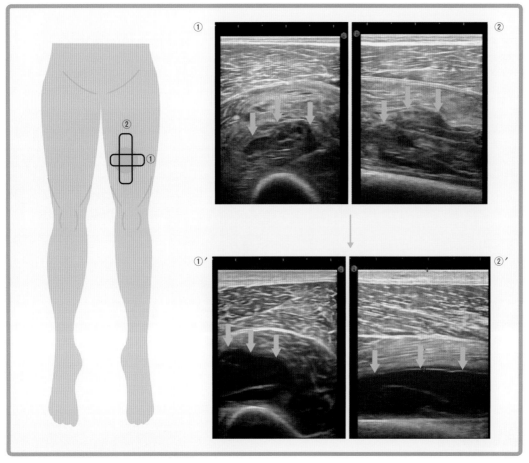

図4　大腿前面の筋打撲傷の超音波検査像
①受傷後5日の打撲部の短軸像（横断面像）．②同長軸像（矢状断面像）．中間広筋内に低エコー域（矢印：損傷部）がみられる．
①′②′受傷後2週では，それぞれ，より低エコー域（矢印：血腫）となっている．

のようになる．つまり，大腿四頭筋の深部には中間広筋が
存在し，これが大腿前面の筋打撲傷の好発部位となる．
　以下に，代表的症例を供覧する．

症例1　32歳の男性

〔主訴〕左大腿部前方痛
〔現病歴〕マウンテンバイクの練習中に，スリップして，
岩に右大腿前面をぶつけて受傷した．歩行可能であっ
たため，弾性包帯による大腿部の圧迫と冷却処置を加
え，帰宅して膝伸展位で患肢挙上（つまりRICE処置）
を行った．しかし大腿部の腫れや痛みが引かなかった
ため，5日後に受診した．
〔身体所見〕自発痛が強く，跛行をきたしていた．患

側の膝関節は，屈曲が80度と著明に制限されていた．
〔画像検査所見〕診察時（受傷後5日目）に超音波検
査を施行した．超音波プローブを 図4 の左図のように，
打撲した部分にあて，まず横断面方向である短軸像①
をみた．中間広筋内に，周囲に比べ，やや低エコーを
示す領域が存在していた（矢印）．次に矢状断面方向
である長軸像②でも同様な所見を認め，上下に広がる
筋線維部の損傷と判断した．
〔診断〕左中間広筋の筋打撲傷
〔その後の経過〕保存療法を行い，2週後の超音波検
査では，それぞれ①′②′のように，周囲との境界が
比較的鮮明で，内部がほぼ均一な低エコー像として描
出されていた．これは細胞成分が吸収された漿液性の
血腫である．スポーツ復帰には6週間を要した．

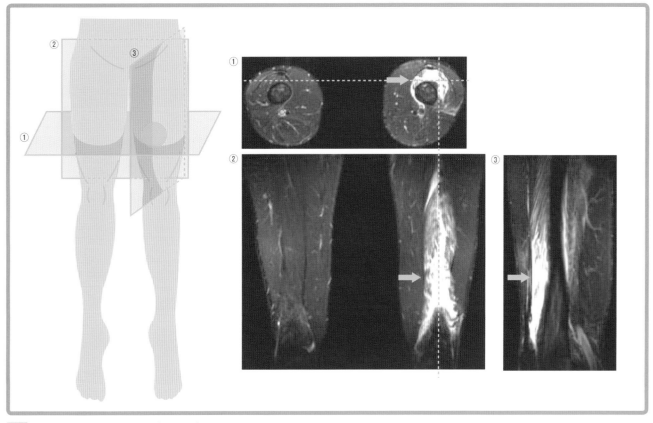

図5 大腿前面の筋打撲傷のMRI（STIR像）
①打撲部の横断面像．左中間広筋内に高信号域（矢印：血腫）がみられる．
②同冠状断面像．近位から遠位に広範に及ぶ高信号域（矢印）がみられる．
③同矢状断面像．遠位に強い高信号域（矢印）がみられる．

　超音波検査の進歩は近年著しく，その画質は，より高精細になってきている．画質の改善により，質的な評価が可能となり，血腫の状態も凝血塊なのか，漿液成分が主体なのかを容易に判断することができる．このことにより，治療法，すなわち穿刺吸引が可能かどうかも判断でき，症例1の5日目の所見では穿刺の適応はなく，2週後の時点では穿刺可能であることがわかる．

　このように，超音波検査は，筋打撲傷に対しては，重症度の診断から治療法の選択まで有用であり，第一選択とすべき画像診断法である．ただし，筋損傷部の範囲が広範に及ぶような場合には，MRIのほうが病変部を把握しやすくなる．

症例2　28歳の男性

〔主訴〕**左大腿部前方痛**
〔現病歴〕バスケットボールの練習中に，相手の膝が左大腿前面に当たった．すぐに練習をやめ，トレーナーの指示により膝を曲げてRICE処置を行ったが，痛みが持続するため，翌日受診した．
〔身体所見〕左大腿前面中央部から遠位にかけて広範囲に圧痛がみられた．左膝関節の屈曲角度は120度可能であった．
〔画像検査所見〕受傷翌日に撮像したMRI（図5）では，まず大腿中央部の横断面像（①）で，左中間広筋内に広がる高信号域を認めた．次にその高信号域の中央部を通る冠状断面像（②）をみると，近位から遠位に広範に及ぶ高信号域がみられた．左大腿部中央の矢状断面像でも同様に広範な高信号域を認めた（この断面で

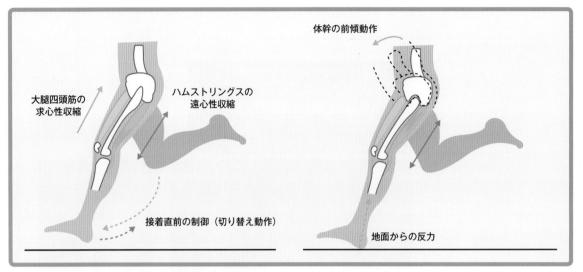

図6 ハムストリングスの肉離れ（受傷場面の模式図）
左：接地直前のブレーキ動作時の遠心性収縮で生じる場面.
右：接地時の床反力と体幹の前傾による遠心性収縮で生じる場面.

の筋線維の走行から，大腿直筋も羽状筋であることがわかる）.

〔診断〕左中間広筋の筋打撲傷.このMRIのポイントは，中間広筋の腱膜（大腿四頭筋腱に移行する腱膜：図5の矢印の先端に黒く描出されている）は損傷を受けておらず，筋線維の一部とその間の出血や浮腫が中心であることである.これが典型的な腱膜損傷である肉離れとは異なる点である.

〔その後の経過〕初診時に左膝関節の屈曲が120度であったため，可及的に運動を許可した.実際に，翌日（受傷2日目）より一部の練習に復帰しており，1週後（受傷後8日目）に念のため再受診した.この時点では通常の練習に復帰していた.

　この症例は，後述する肉離れの中等症例のMRIと比較すると，より広範囲に所見を認めているにもかかわらず，早期に復帰できているのは，どうしてであろうか.これは損傷の主体が筋線維部であったことがポイントである.またこのような筋線維部の損傷では，血腫による機能障害（この場合は膝屈曲可動域）を最小限に抑えられれば，予後がよいことがわかっている[1,2].

　その意味で，症例1を振り返ってみると，受傷後の安静肢位は膝伸展位であり，5日後に受診した際には，膝の屈

曲角度は80度に留まっていた.これに対して症例2では可及的に屈曲位にて安静にしていた.膝関節を屈曲することにより，筋自体の緊張によって，筋線維部に生じる血腫形成を最小限に留めることができたわけである.

3. 肉離れ

肉離れの好発部位

　図6は，典型的な肉離れの受傷場面を模式図で示したものである.このように，疾走中の振り出し動作や着地時に，ハムストリングスが遠心性収縮によって受傷することが多い[3].

　このハムストリングスのなかでも最も肉離れの好発部位となっているのが，大腿二頭筋であり，その長頭の近位部，つまり太もものやや臀部に近い部分である[4].

　この大腿二頭筋長頭近位部の解剖をおさらいしてみる.図7の左図は，右ハムストリングスを後方から見た模式図である.斜線で示したのが大腿二頭筋長頭の筋線維部（M：Muscle）である.この筋の特徴は，坐骨結節部（E：Enthesis）から遠位に向かって矢状断面に膜状に走っている近位の腱膜（T：Tendon plate）である.この腱膜から，筋線維が斜線に示したように斜めに走る形状は，羽状筋の特徴であり，強い力を発揮する筋の形体である.図1の筋

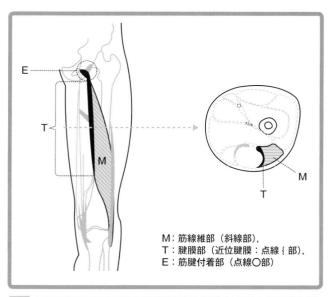

M：筋線維部（斜線部），
T：腱膜部（近位腱膜：点線 { 部），
E：筋腱付着部（点線〇部）

図7 大腿二頭筋長頭近位部の機能解剖（模式図）（文献4より引用改変）
左：後方からみた図.
右：左図の横点線部を横断して上からみた図.

A 軽症型（筋線維部損傷型）

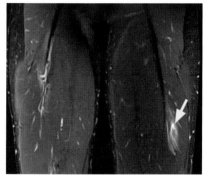

B 中央症型（腱膜部損傷型）

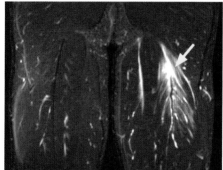

C 重症型（付着部損傷型）

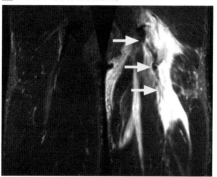

図8 大腿二頭筋の肉離れのMRI分類（文献4より引用改変）
大腿二頭筋長頭近位部のSTIR冠状断面像.
A：筋線維部に高信号域（矢印）を認める.
B：腱膜の損傷（矢印）を認める.
C：腱または付着部の損傷（矢印）を認める.

腱複合体の図と見比べてみると，坐骨結節部が筋腱付着部（E）であり，そこから遠位に向かって，近位腱膜部（T），筋線維部（M）と移行しているのが理解できる.

図7の右図は，大腿部のやや近位部における横断面の模式図である．大腿二頭筋長頭の近位腱膜（T）はその内側に位置する半腱様筋を外側から包み込むように軽い弧を描いている.

肉離れの重症度分類

筋損傷のMRIでは，脂肪抑制法の1つであるSTIR（short inversion-time recovery）法による冠状断および横断（必要に応じて矢状断像を追加）を撮像し，次にT2*強調画像による各断面の撮像を加える[4].

得られた画像から，STIR像にて高信号を示す領域の有無と，STIRおよびT2*強調画像にて筋腱移行部（とくに腱膜）の損傷所見（腱膜の途絶や退縮など）の有無により，以下のような損傷型に分類できる[4]（図8）.

A 受傷後2日目　　　　　　　　　　　　　　B 3週後　　　　C 8週後のSTIR冠状断面像

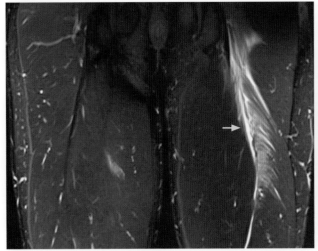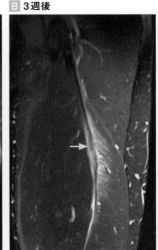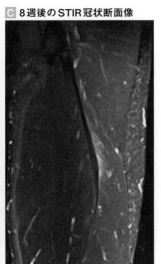

図9 大腿二頭筋の肉離れ中等症例のMRI（文献4より一部引用）
初診時（A）には腱膜の一部に損傷を認め（矢印），周囲に高信号域がみられた．
受傷して3週後（B）には，損傷部の連続性がみられた（矢印）．
受傷後8週（C）では，紡錘状に肥厚した腱膜となった（矢印）．

A：軽症型（筋線維部損傷型），筋線維部に高信号域（矢印）を認めるもの．
B：中央症型（腱膜部損傷型），腱膜の損傷（矢印）を認めるもの．
C：重症型（付着部損傷型），腱または付着部の損傷（矢印）を認めるもの．

これも図1と見比べて考えてほしい．

以下に代表的症例を供覧しながら，典型的な肉離れの画像診断について説明する．

症例3　19歳の男性

〔主訴〕左大腿後面近位部痛
〔現病歴〕2日前の短距離走の練習で，加速走中に受傷した．
〔身体所見〕左坐骨結節から10cm程遠位部に圧痛を認めた．左ハムストリングスのストレッチは，不安感が強く，不可能であった．
〔画像検査所見〕受傷後2日目のMRI（図9A）では，左大腿二頭筋長頭の近位部に，明らかな高信号域を認めた．健側（右側）の大腿二頭筋長頭近位腱膜（線状に黒く描出されている）と比較すると，左側では明ら

かな腱膜損傷を認めた（矢印）．
〔診断〕左大腿二頭筋長頭の肉離れ（中等症型：腱膜損傷型）
〔その後の経過〕リハビリテーションを行い，受傷後3週の時点では，圧痛やストレッチ痛はほとんどなくなっていたが，MRIでは腱膜の連続性は不十分であった（図9B）．

6週には軽いランニング動作が可能となり，受傷後8週ではほぼ受傷前のスピードまで回復できていた．その時点でのMRIでは，損傷した腱膜の信号強度はほぼ均一な低信号となり，腱膜は損傷部を中心に紡錘状となっており，競技復帰を許可した（図9C）．

この症例は，典型的な肉離れ症例であり，受傷機転中の遠心性収縮，筋の特徴ある羽状筋，そして損傷部分である腱膜（筋腱膜移行部），と肉離れの3つのポイントを示してくれている．また腱膜損傷が，まるで骨折後の仮骨形成や紡錘状の肥厚を見ているような経過で修復されていることもわかった．

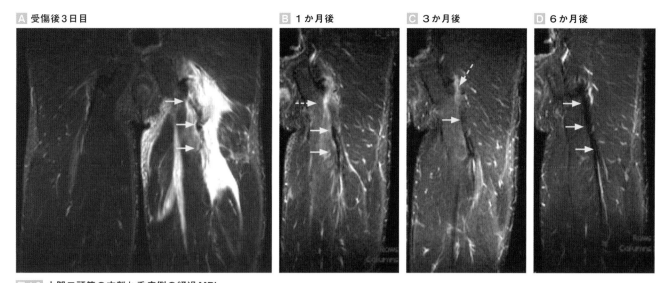

図10 大腿二頭筋の肉離れ重症例の経過MRI
STIR冠状断面像. 初診時（A）に腱膜部の断裂を認め（矢印），周囲に著明な高信号域がみられた.
受傷後1か月（B）では，腱膜の連続性がみられてきたが（矢印），近位付着部付近ではまだギャップがみられた（点線矢印）.
同3か月（C）では，まだ一部にギャップが残っており，同6か月（D）で，ようやくギャップがなくなった.

症例4　27歳の男性

〔主訴〕左大腿後面近位部痛
〔現病歴〕競技会での100m走のゴールで競り合って，フィニッシュ動作をした瞬間に，左臀部にドンッとした，跳ねるような衝撃を感じた．その後は痛みで椅子にも座れず，担架で医務室に運ばれた．重症の肉離れを疑われたが，そのまま跛行状態で帰宅した．痛みは翌日にかけてピークを迎え，歩行時に強く，また座位が困難なため，3日後に当センターを受診した．
〔身体所見〕圧痛は左臀部からハムストリングにかけて広範囲に及び，ストレッチ動作は痛みや不安感のため不可能であった．
〔画像検査所見〕受傷後3日目のMRI（図10A）では，左大腿二頭筋長頭の近位腱膜が，坐骨結節の起始部を含めて広範囲に損傷していた（矢印）.
〔診断〕左大腿二頭筋長頭肉離れ（重症型：付着部損傷型）
〔その後の経過〕手術療法も検討したが，選手本人が保存療法を希望したため，リハビリテーションを行いながら経過観察とした．
　受傷後1か月では，ハムストリングのストレッチは可能となり，等尺性運動もできていたが，日常生活では階段の下りで不安感が強く残っていた．MRI（図10B）では断裂部のギャップ（点線矢印）があり，遠位断端部の腱膜は遠位で蛇行し低緊張（矢印）であった．
　2か月後には，日常動作は歩行を含めてほぼ正常となり，受傷後3か月では，軽いジョギングも可能となったが，そのあとに強い張り感がでていた．MRI（図10C）では，遠位断端部の腱膜の緊張は出てきていたが，まだ断裂部のギャップ（点線矢印）は残存していた．
　受傷後6か月では，ようやく通常の練習レベルに回復したが，まだ練習後の張り感は残っていた．MRI（図10D）では，損傷部の大腿二頭筋長頭近位腱膜は，付着部から連続した低信号の肥厚した腱膜として描出されていた．

　このような症例も，スポーツの現場では肉離れとして扱われているが，肉離れというより腱損傷に近いものである．また格闘技や水上スキーなどでは，強力な介達外力により，半膜様筋や半腱様筋の坐骨結節付着部を含めたハムストリングスの総腱断裂（または裂離損傷）をきたすこともある[5]．このような場合にはアキレス腱断裂と同様に，著しい機能

障害が危惧されるため，スポーツ種目やレベルによっては，手術適応となる場合がある．まれではあるが，このような重症例が発生しうることを念頭に置いておく必要がある．

おわりに

　以上，筋損傷の画像診断についての概要を紹介したが，筋損傷は，さまざまなスポーツ種目でさまざまな筋に起きうるものである．筋損傷の画像を目にする前に，必ず考えてほしいことがある．それは，その画像によって何を知りたいのかである．筋損傷で知りたいのは，どの筋の，どの部分が，どの程度損傷したのか，である．その情報は，事前の問診や診察から，皆さんを的確な診断や治療に導いてくれるものである．画像診断法の進歩は，目覚ましいものがあるが，それを活用する側の考え方が重要である．

参考・引用文献

1) Aronen JG, garrick JG, Chronister RD, *et al.*: Quadriceps contusions: clinical results of immediate immobilization in 120 degrees of knee flexion. *Clin J Sport Med*, 16: 383-387, 2006.
2) 奥脇　透：卒後研修講座　筋損傷の診断と治療．整形外科，68: 1005-1012, 2017.
3) 奥脇　透・中嶋耕平・半谷美夏，ほか：トップアスリートの肉ばなれ─競技と受傷部位およびＭＲＩ分類について．日本臨床スポーツ医学会誌，27: 192-194, 2019.
4) 奥脇　透，中嶋耕平，半谷美夏，ほか：大腿二頭筋肉ばなれのMRI分類．日本臨床スポーツ医学会誌，27: 250-257, 2019.
5) Sallay PI, Friedman RL, Coogan PG, *et al.*: Hamstring muscle injuries among water skiers. *Am J Sports Med*, 24: 130-136, 1996.

Profile

奥脇　透（おくわき とおる）
国立スポーツ科学センター 副センター長
1959年生まれ．筑波大学医学専門学群卒業（1984年），以後，筑波大学附属病院および関連病院に勤務，1995年に鹿屋体育大学保健管理センター助教授，2000年より国立スポーツ科学センター副主任研究員，2017年より現職．

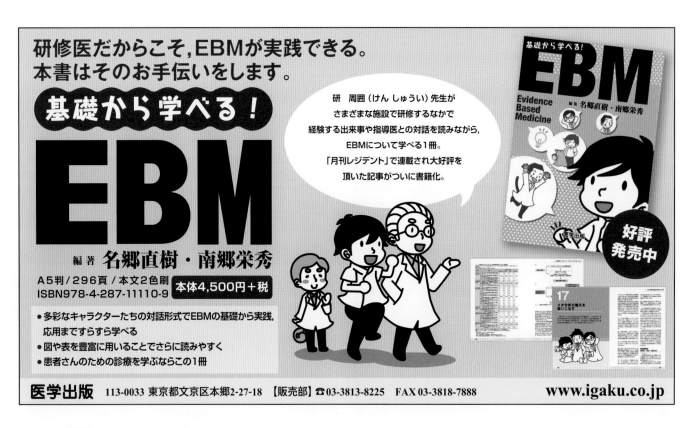

4

疲労骨折の画像診断と鑑別疾患

石橋恭之

弘前大学大学院医学研究科 整形外科学講座 教授

Point ① 疲労骨折の病態を説明できる.

Point ② 初期単純X線で所見を認めないことを知る.

Point ③ Low risk 群と high risk 群があることを理解する.

Point ④ 疲労骨折の鑑別疾患を知る.

はじめに

疲労骨折は，繰り返される運動負荷により骨質の正常な骨に生じる疲労現象であり，下肢や腰椎に頻度が高い．スポーツエリート教育に伴う選手の低年齢化に加え，中高齢者の健康スポーツ志向に伴い，幅広い年齢層で疲労骨折が生じている．発症初期段階で診断することできれば，負荷を軽減するだけで早期に治癒することが可能である．診断には病歴聴取が最も重要であり，疲労骨折の誘因を十分に検討する．画像検査では単純X線撮影に加え，MRIやCT，超音波（エコー）などの補助的検査が早期診断や経過観察に有用である．

1. 疲労骨折の診断

疲労骨折は，一連の骨の疲労現象である[1]．つまり，単純X線の初期に認められる骨膜反応から完全骨折にいたる過程のすべてが"疲労骨折"である（図1，図2）．

疲労骨折は，その病態と予後からrow risk 群とhigh risk 群に大別できる（表1，図3A,B）[2]．前者は主に圧迫ストレスにより生じ，保存治療で良好に治癒する．後者は主に伸張ストレスが加わることにより生じ，保存治療に抵抗性で，しばしば完全骨折に至る．脛骨骨幹部前方に生じる脛骨跳躍型疲労骨折がその代表であり，完全骨折を生じる前に予防的髄内釘固定が行われることがある（図3C,D）．Row risk 群でもhigh risk 群でも，早期に診断することで保存的に治癒させることは可能である．

病歴聴取

他の疾患と同様に，詳細な病歴聴取が最も重要である．大会前や合宿，中学・高校への進学後など，練習量や練習内容，環境が変化した時期に疲労骨折は発生しやすい．また，疲労骨折患者の多くは，スポーツ活動時や直後に痛みが生じることが多く，日常生活まで支障をきたすことがないことも特徴である．負荷のかかりやすい下肢や腰椎が好発部位であるが，競技種目やスポーツ活動動作によって発生する部位や骨折に特徴がある．

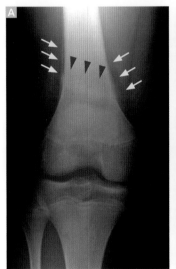

図1 疲労骨折の病態とX線所見

正常な骨の治癒機転をストレスが上回ると，骨の正常構造が破綻する．
A：正常（所見なし），B：骨膜反応像，C：亀裂像，D：完全骨折.

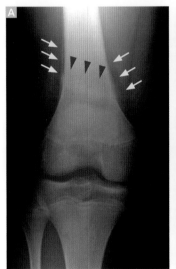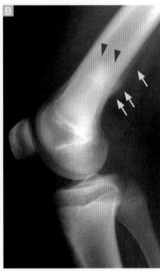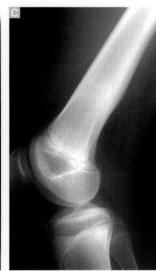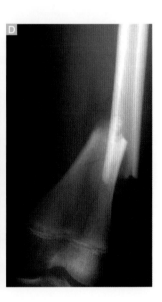

図2 大腿骨顆上部疲労骨折

骨膜反応から完全骨折にいたるまでのすべての過程が疲労骨折である．
A,B：初期の疲労骨折．骨膜反応像（矢印）と髄内仮骨像（矢頭）を認める（15歳男子野球部）.
C：治癒後のX線像．皮質骨肥厚を認める（12歳男子陸上部）.
D：完全骨折に至った疲労骨折（12歳男子陸上部）.

臨床所見

通常，骨折部に一致する部位に圧痛を認めるが，深部の疲労骨折では圧痛が明らかでないこともあり注意が必要である．中足骨疲労骨折など表層に近い場合，骨膜反応や仮骨に一致して，腫脹や膨隆，熱感を触知することができる．下肢の疲労骨折では疼痛誘発テストとして，片脚ジャンプをさせるhop testが診断と経過観察に有用である（図4）．中学・高校生に多い腰椎疲労骨折では，腰椎伸展テストや

one legged hyperextension test[3] が診断に有用である．

2. 疲労骨折の画像診断

単純X線撮影が画像診断の第一選択であるが，初期の多くの症例では所見を認めないことに注意しなければならない．疲労骨折の診断には，単純X線に加え，MRI，CT，エコーが主な検査であるが，それぞれに特徴があるため，疲労骨折の部位や時期に応じて適宜使い分ける必要がある（表2）．

表1 疲労骨折のrow risk群とhigh risk群の比較

	Low risk 群	High risk 群
主な発症機序	圧迫力	伸張力
予後	良好	不良
主な X 線所見	・骨膜反応像 ・髄内仮骨像 など	・嘴状の骨改変層 ・骨折線周囲硬化像 など
代表的部位	・脛骨疾走型（脛骨近位，遠位 1/3） ・中足骨骨幹部 ・腓骨 ・踵骨 など	・脛骨跳躍型（脛骨中 1/3 前方） ・Jones 骨折（第 5 中足骨基部） ・足舟状骨 ・膝蓋骨 ・足関節内果 など
治療	・安静 ・外固定 ・運動内容の変更など	・安静（完全免荷） ・骨接合術（髄内釘，骨移植術）など

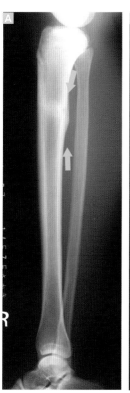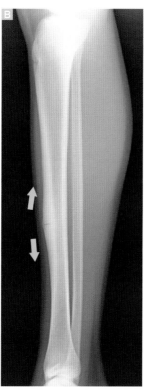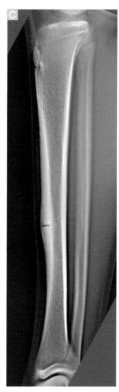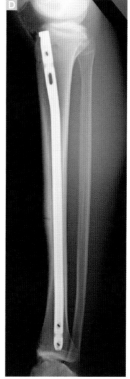

図3 脛骨疾走型疲労骨折（14歳女子陸上部）と跳躍型疲労骨折（15歳女子陸上部）

A：疾走型（row risk）は圧迫力により生じうるため良好な仮骨が形成される．
B：跳躍型（high risk）は牽引力により生じる．
C：嘴状の骨折線がトモシンセシス画像で明瞭である．
D：早期復帰を目指し，予防的髄内釘固定が行われた．

単純X線

単純X線撮影が画像診断の第一選択ではあるが，発症早期例ではX線所見を認めないことが多く，初期X線像の感度は約15%といわれている[1]．発症後数週してから疲労骨折の所見が現れるため，時間をおいて繰り返し撮影する必要がある．特徴的なX線所見として，骨膜反応（gray cortex sign），髄内仮骨像，皮質骨肥厚像，亀裂，骨硬化像，嘴状の骨改変層（Umbauzone）などが挙げられる（図2，図5）．骨改変層は，high risk群の代表である脛骨跳躍型疲労骨折に特徴的な所見である（図3）．通常の外傷性骨折とは異なり，骨折線が出現する前に仮骨像（リモデリング）が出現したり，骨膜肥厚像が生じたりと多彩な像を呈するため，診断には注意が必要である．

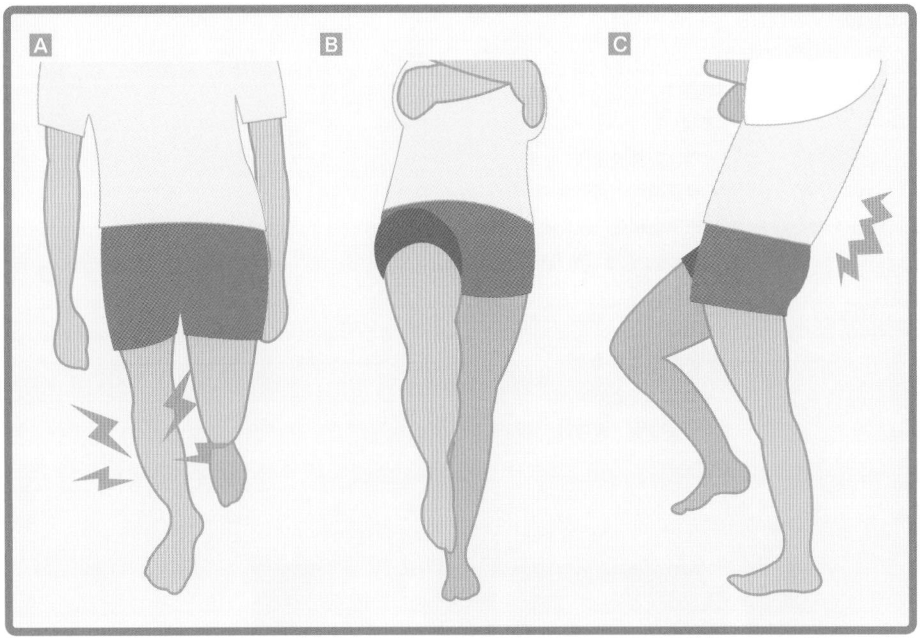

図4 疲労骨折疼痛誘発テスト
A：Hop test. 片脚でジャンプさせ着地時の疼痛の有無を確認する.
B,C：One legged hyperextension test. 片脚立位とし，腰椎伸展時痛の有無を確認する.

表2 主な画像検査の特徴と適応部位

画像法	利点	欠点	適応部位
単純X線	・安価 ・どの病院で撮像可能	・初期は陰性例が多い ・放射線被曝 ・深部骨折は診断困難	・ほとんどすべての部位
MRI	・初期から陽性となる ・被曝が無い ・特異的所見が得られる ・治療効果が分かる	・高価である ・撮像施設が限られる ・長い撮像時間	・ほとんどすべての部位
CT	・骨折形態の詳細な評価 ・深部骨折も明瞭に描出 ・撮像時間が短い	・放射線被曝 ・高価である	・腰椎 ・足舟状骨 ・足関節内果 　など
超音波（US）	・骨膜反応は初期から陽性 ・外来で行いうる ・被曝が無い	・深部は評価困難 ・骨癒合は判定困難	・中足骨 ・脛骨 ・上肢の長管骨 　など

MRI

　MRIは，疲労骨折の早期診断に有用で，また病態変化を特異的に捉えることができることから治療判定にも有用である[5,6]．MRIにおける疲労骨折の初期像は，脂肪抑制画像（short TI inversion recovery：STIR）で高信号に描出される境界不明瞭な高信号領域である（bone marrow edema）．これは，髄内の浮腫や出血を表しているとされ

ている（図6）．この髄内浮腫像の範囲は，骨シンチグラフィーの集積像とよく一致しており，疲労骨折の臨床経過と相関する[5]．この高信号領域のなかに，低信号帯を呈することがあるが，これは骨折線を示している（図6，図7）．骨膜反応や周囲軟部組織の腫脹に応じて，骨周囲が高信号となる骨膜浮腫像（periosteal edema）を呈することが多い．この骨膜浮腫像は，エコーでも良好に描出することができる.

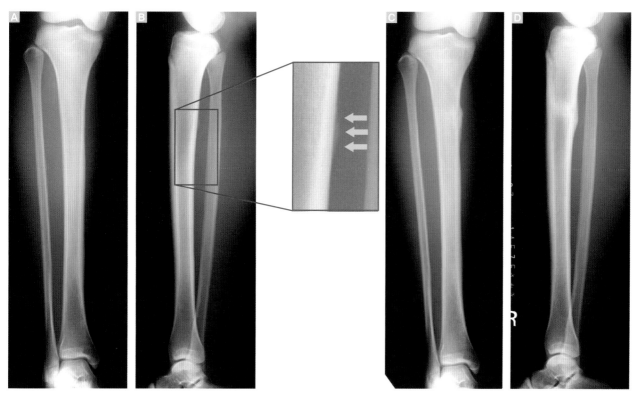

図5 脛骨疾走型疲労骨折のX線経時的変化（14歳女子陸上部）
A：初診時正面像では明らかな変化を認めない.
B：側面像でわずかに骨膜反応（gray cortex sign）を認める（矢印）.
C,D：2か月後のX線像. 骨折線, 髄内仮骨像, 皮質骨肥厚像を認める.

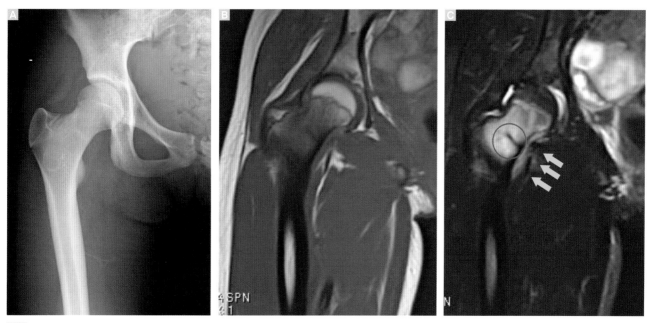

図6 大腿骨頸部疲労骨折（15歳女子陸上部）のX線, MRI
A：初診時X線上は明らかな所見を認めない（わずかに髄内仮骨像を認める）.
B：MRI T1強調像で低輝度の髄内浮腫像を認める.
C：STIR像では高輝度の骨膜浮腫像の中に骨折線（赤丸内）を認める. また頸部内側に骨膜浮腫像（矢印）も認める.

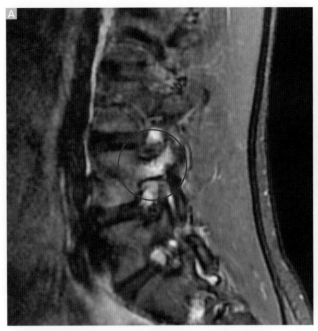
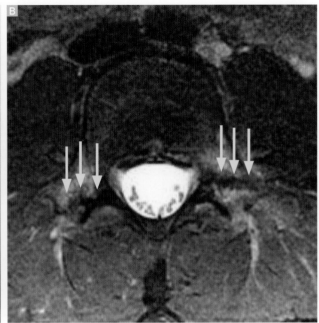

図7 腰椎疲労骨折のMRI（14歳女子バスケットボール部）
A：矢状断像で第4腰椎椎弓根に高輝度像を認める（赤丸内）.
B：I冠状断像では低輝度の骨折線像を認める（矢印）.

CT

　CTは，単純X線では描出困難な骨病変をとらえることができ，またMRIに比較し骨折形態の微細な描出に優れている．単純X線では描出困難な腰椎疲労骨折（図8）や，足舟状骨疲労骨折（図9）など，単純X線では診断困難な疲労骨折に有用である．CTは撮像時間が短く安易に選択されがちであるが，放射線被曝量は軽視できない．疲労骨折の多くが成長期スポーツ選手に生じることを考慮すると，過剰なCT撮影は差し控えるべきであるが，腰椎疲労骨折の治癒判定にはCTは必須である．

エコー

　エコーは運動器の外来診療でもその有用性が高まってきており，疲労骨折の初期診断に有用である．前述したように，初期の疲労骨折はX線上所見を認めないことが多い．X線で早期に認められるgray cortex signは，骨膜下の石灰化を示しているが，エコーではこの所見を軟部組織の腫脹やドップラー画像での旺盛な血流増加として観察可能できる[7]（図10）.

病歴とこのような所見をエコーで確認すれば，疲労骨折考え安静を指示し，後日X線撮影を行い確定診断とする．

骨シンチグラフィー

　骨シンチグラフィーは，発症初期から局所の集積像を示し，偽陽性が少ないことから海外では疲労骨折の診断によく用いられてきた．しかし，その所見は非特異的であることや，放射性物質を用いる侵襲的な検査であること，コストの問題などから，日本で画像検査として選択されることは少なくなっている．

3. 疲労骨折の鑑別疾患

　疲労骨折と鑑別しなければならない疾患として，成長期の骨端症，シンスプリント（過労性脛部痛），骨髄炎，そして良性・悪性骨腫瘍などが考えられる（表3）.
　その中でも最も注意しなければならないものは，悪性骨腫瘍である．疲労骨折，悪性骨腫瘍ともに，発症初期段階では運動時痛を呈し，安静時には痛みは軽減・消失する．

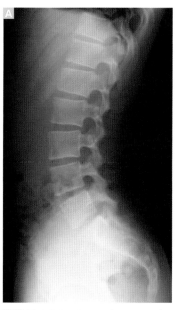
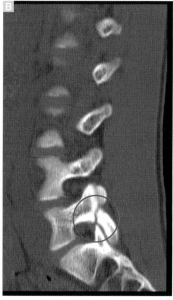
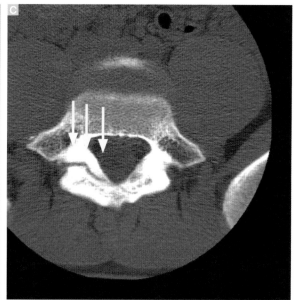

図8 腰椎疲労骨折のX線, CT像（14歳男子サッカー部）
A：単純X線では明らかな所見を認めない.
B：矢状断像で第5腰椎椎弓根に骨折線を認める（赤丸内）.
C：冠状断像でも同部に骨折線を認める（矢印）.

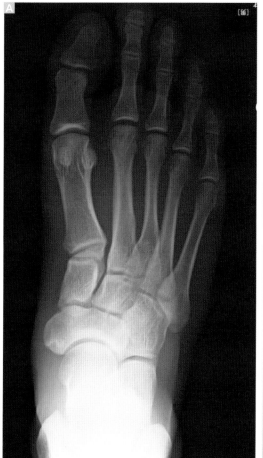
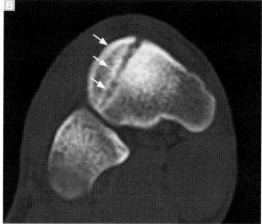
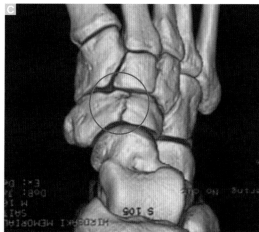

図9 舟状骨疲労骨折のX線, CT像（16歳男子陸上部）
A：単純X線では明らかな所見を認めない.
B：CTでは骨折線が明瞭に描出されている（矢印）.
C：3D-CT（赤丸部が骨折部）.

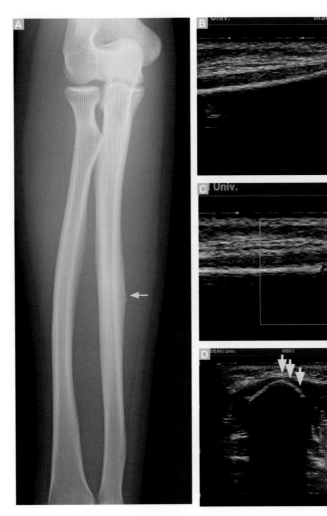
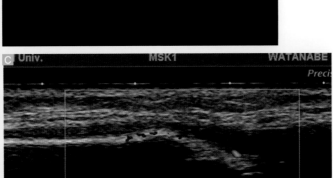

図10 尺骨疲労骨折のX線，エコー像（16歳女子，ソフトボール部投手）
A：単純X線正面像（矢印が骨折部位）．
B：エコー長軸像で尺骨の隆起と骨折線（矢頭）を認める．
C：ドプラー像で骨膜血流増加を認める．
D：単軸像では骨膜が肥厚しているように見える（矢印）．

表3 疲労骨折の主な鑑別疾患と特徴

疾患名	好発部位	特徴など
シンスプリント	脛骨遠位内側1/3	症状・部位は疲労骨折に似ているが，X線所見はない
Osgood-Schlatter病	脛骨粗面部	小学校高学年が中学生に生じる
		X線上，脛骨粗面部の不整，分離を認める
Sinding-Larsen-Johansson病	膝蓋骨遠位	10〜12歳の男児に多い
		X線上，膝蓋骨下極の分離・不整像を認める
分裂膝蓋骨	膝蓋骨	小学校高学年〜中学生に多い
		多くは膝蓋骨外側近位部に分離像を認める
骨髄炎	四肢長管骨の骨幹端部	慢性化膿性骨髄炎の他，非感染性骨髄炎も鑑別にあげられる
良性骨腫瘍（類骨骨腫など）	大腿骨・脛骨	類骨骨腫は疼痛を主訴とし，皮質骨肥厚や骨硬化像を示す
悪性骨腫瘍（骨肉腫など）	四肢関節周辺	骨肉腫は10〜20代に生じ，骨溶解像や骨硬化像を呈する

また圧痛部位は両者ともに病変部にあることが多く，腫脹や熱感も伴う．さらに単純X線の初期画像では骨膜反応を認めることも同様である（図11A,B）．このように，疲労骨折と骨腫瘍は互いに類似した症状や所見を呈することが

あり，臨床症状のみで診断することは不確実かつ危険である[8]．悪性骨腫瘍が疑われるのであれば，MRIを撮像すべきである[8]．骨腫瘍は組織型によって所見は異なるが，疲労骨折とは明らかに異なりheterogenousな所見を呈す

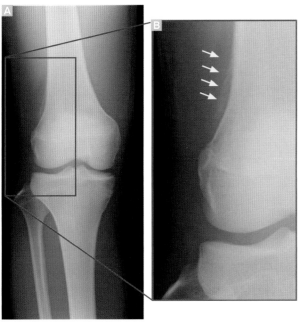
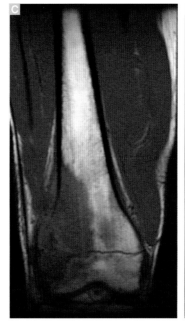
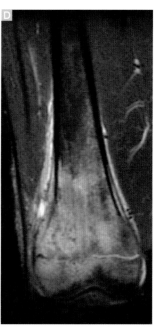

図11 骨肉腫症例（15歳男子　陸上部）
運動中膝痛を自覚し，近医を受診した．
A：初診時X線正面像．
B：大腿骨顆上部外側部に骨膜反応像を認める（矢印）．
C：MRI T1強調像，髄内は腫瘍に置換され，骨外にも浸潤している．
D：MRI STIR像，皮質骨の破壊像，腫瘍周囲の浮腫像を認める．

る．さらに骨外腫瘤が確認されれば，疲労骨折は除外される（図11B,C）．

おわりに

　疲労骨折の診断はMRI，CT，超音波といった画像診断が普及した現在，比較的容易となった．病歴を詳細に聴取し，疲労骨折を疑い，画像検査を適宜選択する．しかし鑑別疾患であげたような悪性疾患が疑われる場合には，整形外科専門医への紹介が必要である．

参考・引用文献

1）Mink JH, Deutsch AL: Occult cartilage and bone injuries of the knee. *Radiology*, 170: 823-829, 1989.

2）石橋恭之：疲労骨折の診断．パーフェクト疲労骨折．石橋恭之編．金芳堂，p30-38, 2017.

3）Masci L, Pike J, Malara F, *et al*.: Use of the One-Legged Hyperextension Test and Magnetic Resonance Imaging in the Diagnosis of Active Spondylolysis. *Br J Sports Med*, 40: 940-946, 2006.

4）Wright AA, Hegedus EJ, Lenchik L, *et al*.: Diagnostic Accuracy of Various Imaging Modalities for Suspected Lower Extremity Stress Fractures: A Systematic Review With Evidence-Based Recommendations for Clinical Practice. *Am J Sports Med*, 44: 255-263, 2016.

5）Ishibashi Y, Okamura Y, Otsuka H, *et al*.: Comparison of scintigraphy and magnetic resonace imaging for stress injuries of bone. *Clin J Sports Med*, 12: 79-84, 2002.

6）Sairyo K, Katoh S, Takata Y, *et al*.: MRI signal changes of the pedicle as an indicator for early diagnosis of spondylolysis in children and adolescents: a clinical and biomechanical study. *Spine*, 31: 206-211, 2006.

7）皆川洋至：疲労骨折の診断．整災外，59: 1403-1410, 2016.

8）柳澤道朗・大鹿周佐・津田英一，ほか：疲労骨折の病態と治療．疲労骨折と鑑別すべき疾患．整形・災害外科，59: 1491-1498, 2016.

Profile

石橋恭之（いしばし やすゆき）
弘前大学大学院医学研究科 整形外科学講座 教授
1988年 弘前大学医学部 卒業，1992年 弘前大学大学院 修了，1993年 米国ピッツバーグ大学 留学，2012年より現職．

5

捻挫（靱帯損傷）の画像診断と鑑別診断

内尾祐司

島根大学医学部 整形外科学教室 教授

Point 1 捻挫の定義を説明できる.

Point 2 捻挫の重症度を説明できる.

Point 3 捻挫・靱帯損傷に必要な画像検査を説明できる.

Point 4 主なスポーツに伴う捻挫・靱帯損傷における画像診断の要点を説明できる.

Point 5 主なスポーツに伴う捻挫・靱帯損傷の画像診断における鑑別疾患を説明できる.

はじめに

スポーツに伴う捻挫・靱帯損傷は日常診療で多く遭遇する. 正確な診断と的確な治療を早期に行わなければ, 本症はスポーツ活動性を損なうばかりか, 日常生活動作や就学・就労にも影響を及ぼす. さらに放置されたり不適切な治療を受けたりすれば, 関節不安定性や合併する軟骨・半月板損傷によって変形性関節症を招来する危険性が高い. したがって, 本症の正確な診断のためには詳細な病歴聴取や丹念な身体診察のほか, 画像評価を行って客観的・定量的に捻挫・靱帯損傷の損傷形態や程度を明らかにするとともに, それらによって的確な治療方針を決定しなければならない. 本稿では捻挫・靱帯損傷における画像診断と鑑別評価の要点について概説する.

1. 総論

捻挫・靱帯損傷の定義と重症度

捻挫とは, 関節に加えられた生理的範囲を超える外力によって関節包, 靱帯, 滑膜が損傷して, 一時的に関節面相互の逸脱が生じ, その後正常な位置関係に戻った状態である. したがって, 捻挫には, 関節軟骨や靱帯損傷, 半月板損傷, および靱帯付着部の裂離骨折などを合併していることもある. 疾患名として用いられる受傷関節名を冠した「〜捻挫」は, 一般的には軽度〜中等度症例とされている. 靱帯損傷が明確である場合には, 損傷された靱帯名を冠した「〜靱帯損傷」と診断し, いわゆる「捻挫」とは区別されるべきである. 一方, 脱臼とは, 外力によって関節面相互の持続的に形成された逸脱状態である.

捻挫・靱帯損傷の重症度は, 一般的に3段階に分類される. Ⅰ度とは, 靱帯が引き伸ばされたものの, 連続性を保っている状態で, 関節の不安定性がないものである. Ⅱ度とは, 靱帯が部分断裂した状態で, 軽度〜中等度の不安定性があるものである. Ⅲ度とは, 靱帯が完全断裂した状態で, 著明な関節不安定性があるものをいう (図1).

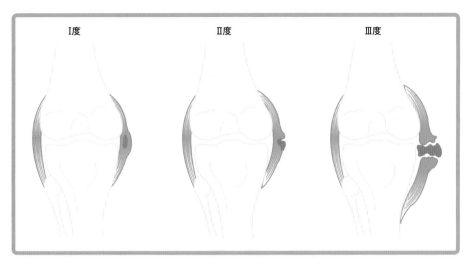

図1 捻挫の重症度

画像検査の要点

単純Ｘ線検査

　単純Ｘ線検査は関節の画像評価における基本であって，病歴聴取および身体診察の後に，疼痛や不安定感などの症状を訴える関節の正面・側面像を撮影する．関節包や靱帯はＸ線像には映らないものの，裂離骨折や石灰化の描出，およびストレスＸ線撮影法によって靱帯損傷の重症度が評価できる．なお，骨端線開存の有無は治療法の選択において重要である．

　ストレス撮影では，被験者に十分に説明した後に指導医の指導下に病態を悪化させないように愛護的にストレスを負荷してＸ線撮影を行う．ストレスの負荷は受傷機序や想定される靱帯損傷によって，関節の内反・外反，前方・後方引き出し，あるいは内がえし・外がえしストレスを行い，必ず左右をＸ線撮影し比較する．

　なお，単純Ｘ線検査前には妊娠の可能性を必ず問診し，必要最小限のＸ線撮影を心がけ，患者のＸ線被曝量の低減を図る．

Magnetic Resonance Imaging（MRI）

　MRIは非侵襲的に靱帯や関節包，関節軟骨，骨髄，半月板等の損傷形態や程度を描出できるため，本症の正確な画像診断には不可欠である．T1強調像では骨皮質・靱帯・関節包は低信号，関節液・関節軟骨は低信号，骨髄・脂肪が高信号として描出され，関節の解剖学的構造破綻の有無が確認できる．プロトン密度（PD）強調像では，通常，靱帯・半月板は低信号，関節軟骨はやや低信号を呈する[1]．脂肪抑制を併用すると骨髄は低信号となり，関節軟骨が高信号として明瞭に描出できる．T2強調像では関節軟骨は強い低信号を呈する．一方，T2*強調像はPD強調像より靱帯・半月板断裂の描出感度が高い．また，脂肪抑制T2強調像やSTIR（short TI inversion recovery）像では，骨髄内浮腫や骨挫傷を明瞭な高信号として描出できる[2]．

　靱帯損傷では出血・浮腫が，低信号の断裂した線維束間や周囲に高信号領域として描出される．陳旧例では，前十字靱帯（anterior cruciate ligament：ACL）は顆間窩で退縮・消失していることが多い．

　骨挫傷は，膝関節ACL損傷や膝蓋骨脱臼時などに大腿骨顆部荷重部や脛骨プラトー後方，膝蓋骨および大腿骨外側顆外側面に高信号領域として描出される．軟骨欠損部は，高信号の関節液が中等度の信号領域（周囲軟骨）の欠損部に流入した像として描出される．剝離軟骨片（やや低信号）がみられることもある．しかし，関節軟骨の細線維化や亀裂は明瞭には描出できないことが多い．

　半月板損傷は，三角形の低信号領域に関節液の流入による線状あるいは不定形の高信号領域として描出される．

Computed Tomography（CT）

　CTは，本症に伴う裂離骨片の形状や位置，骨軟骨損傷や骨軟骨骨折時の関節面形状を評価するのに有用である．3次元CT（3D-CT）では，立体的に損傷部位の形態を捉えることができる．

A 内がえし

B 前方引き出し

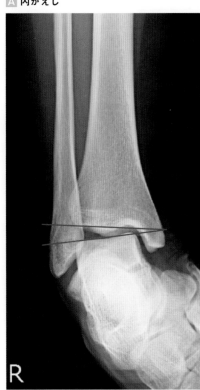
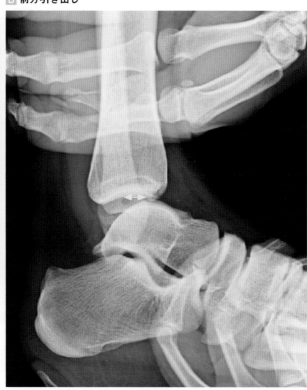

図2 足関節ストレスX線撮影法．右足関節前距腓靱帯損傷

16歳，女性．バレーボールで受傷．

超音波検査

超音波検査はX線被曝がなく，関節表層の靱帯の描出には有用で，簡便で運搬も可能である．靱帯は低エコーの線維束として描出され，断裂時には線維束の途絶が認められる．

関節造影

関節造影は侵襲的であるために，捻挫・靱帯損傷の画像診断は今ではほとんどがMRIに取って代わられている．

鑑別診断

病歴の詳細な聴取と丹念な身体診察によって，多くの捻挫あるいは靱帯損傷の診断は可能である．しかし，関節内骨折や半月板損傷，軟骨損傷の合併のため，十分な診察ができないこともある．そのような場合には，病歴から外力の種類，大きさ，方向，受傷時の肢位などから，捻挫・靱帯損傷あるいは骨折の可能性を予見し，画像検査によって確かめるという診断過程が重要である．十分な診察もせずに画像のみから軽々に診断することは，厳に控えるべきである．

2. 各論

足関節捻挫・靱帯損傷

足関節捻挫・靱帯損傷の発症頻度は高く，その多くは内がえし捻挫で生じる外側靱帯損傷である．とくに前距腓靱帯は，底屈時の唯一のスタビライザーであって，これが損傷されると足関節の内がえし，前方および内旋方向に不安定性が生じる．

単純X線正面像では，腓骨外果の裂離骨折の有無に注意する．ストレスX線撮影では，前方引き出し，内がえし・外がえしストレス撮影を行い，健側と比較する．前方引き出しで，距骨前方移動量が6mm 以上，内がえしストレスで距骨傾斜角が5度以上であれば，不安定性が陽性とされる（図2）[3]．

足関節MRI T2強調水平断像では，前距腓靱帯は低信号のバンドとして描出され，捻挫の程度によって，緩み，内部にT2高信号変化，T2高信号変化に加えバンド途絶に移行する（図3）．骨軟骨損傷は，MRI T2強調像上，関節軟

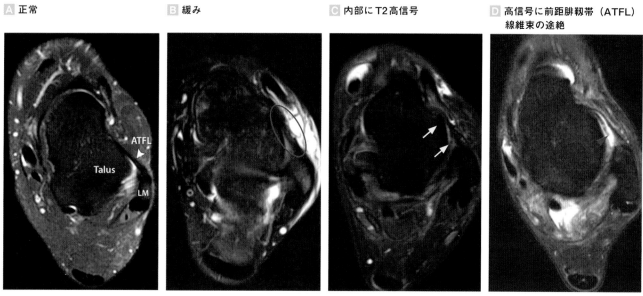

A 正常　　B 緩み　　C 内部にT2高信号　　D 高信号に前距腓靱帯（ATFL）線維束の途絶

図3 足関節MRI，T2強調水平断像．図2と同一症例

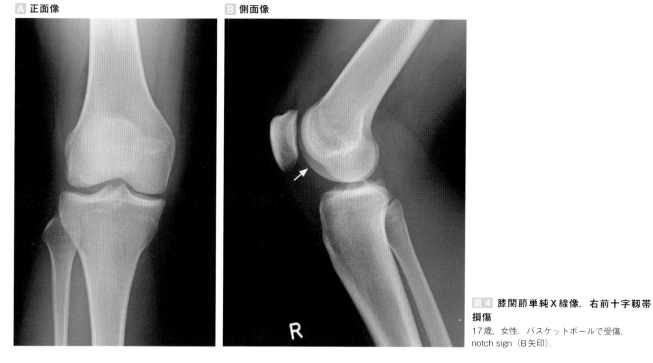

A 正面像　　B 側面像

図4 膝関節単純X線像．右前十字靱帯損傷
17歳，女性．バスケットボールで受傷．notch sign（B矢印）．

骨面に高信号の亀裂像や軟骨下骨に高信号の関節液流入像として描出される．

　陳旧例では，X線側面像やCT像でanterior spurを認め，足関節捻挫後の遺残疼痛の原因となる．

膝関節ACL損傷

　本症はジャンプや急な方向転換によって発生し，スポーツ外傷では診療で多く遭遇する外傷である．

　通常，単純X線像の多くは正常である．大腿骨外側顆の荷重関節面の陥凹（notch sign；図4）を認めることがある．

Ⓐ 正面像　　　Ⓑ 側面像

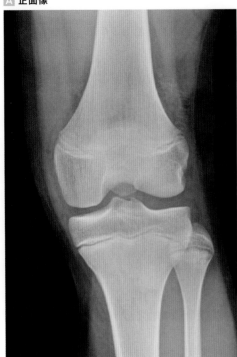
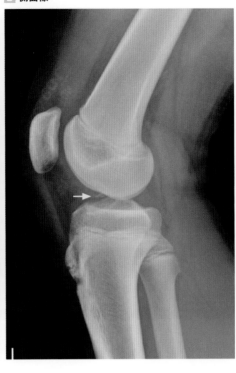

図5 **膝関節単純X線像**
左前十字靱帯付着部顆間隆起骨折．11歳，
男子，野球で受傷．顆間隆起（Ⓑ矢印）．

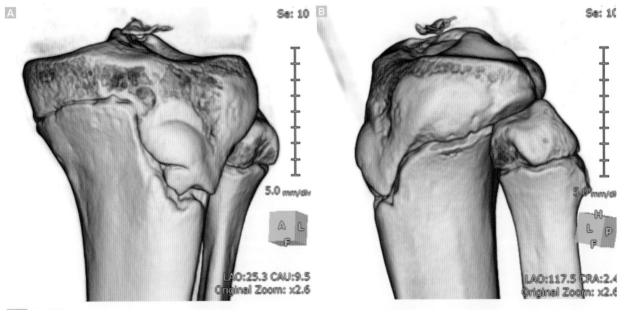

図6 **3D-CT**
図5と同一症例．Meyers & McKeever分類Type Ⅲ.

骨端線閉鎖前の脛骨顆間隆起骨折を伴うACL損傷では，裂離骨片を認める（図5）．Meyers & McKeever分類のType Ⅲ（骨片の完全剝離）であれば手術適応であり（図6），Type Ⅱ（前方剝離，後方は連続性あり）であっても解剖学的整復が望ましいとされる[4]．また，外側関節包（前外側靱帯：anterolateral ligamentの脛骨付着部）の裂離骨折（Segond骨折）[5]を認めれば，ACL損傷を合併する可能性が高い[6]．

MRI上，正常ACLは矢状断像では，大腿骨顆間の上縁に沿って前方から斜め近位に向かって直線状に走行する低

A T1 矢状断像

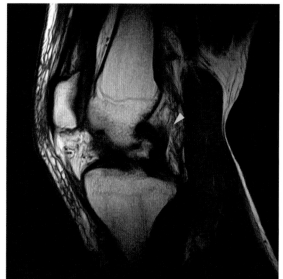

B T2 強調矢状断像

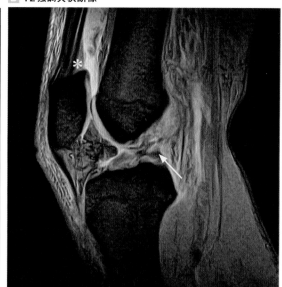

図7 MRI. 右前十字靱帯および内側側副靱帯損傷
23歳，男性．サッカーで受傷．
A：後十字靱帯のbow sign（矢頭）．
B：関節血症（＊），ACL靱帯の膨化および靱帯内部での断裂（矢印）．

A T1 強調冠状断像

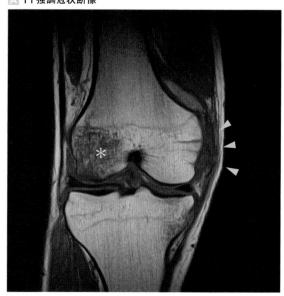

B T2 強調矢状段像

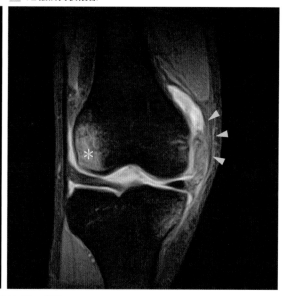

図8 膝関節MRI. 右前十字靱帯および内側側副靱帯損傷. 図7と同一症例
骨挫傷（＊），内側側副靱帯損傷（矢頭），高信号領域は出血．

信号の紐状構造体として描出される[1]．冠状断および横断像では，大腿骨外側顆顆間窩面に帯状に付着した像を呈する．ACL損傷新鮮例では，膝蓋上嚢にT2強調像で高信号領域の膝関節血症が描出され，プロトン密度（PD）像でACL実質部は高信号を呈し，ACL線維の蛇行や膨化を生じる．また，ACL線維が消失し，顆間窩では後十字靱帯（psoterior cruciate ligament：PCL）のみが弛緩して蛇行する例もある（PCL bowing）（図7）．大腿骨外側顆および脛骨後方に，骨髄内に高信号領域を示す骨挫傷を認めることがある（図8）[1]．脛骨隆起骨折では，裂離骨片

Ａ プロトン密度冠状断像

Ｂ T2強調矢状段像

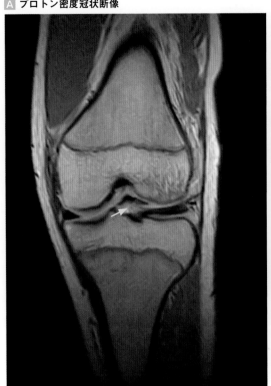
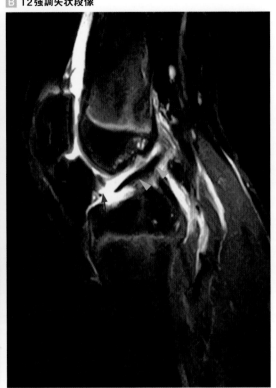

図 9 膝関節MRI. 左前十字靱帯付着部顆間隆起骨折. 図5と同一症例
顆間隆起骨折（矢印），ACL（矢頭）.

は低信号を呈し，高信号の関節血腫内に遊離しているものの，ACLの連続性は保たれている（図9）.

　合併する半月板損傷は，低信号領域の半月板内に高信号の線や不定形として描出されたり，半月板の輪郭の途絶や断裂半月板の転位が描出されたりする．内側半月板バケツ柄断裂合併では，断裂半月板が顆間窩に嵌頓して矢状面像でPCLが2本となって描出されるdouble PCL signを呈する（図10）[1].

膝関節内側側副靱帯（MCL）損傷

　新鮮例では，単純X線像上明らかな異常はないものの，陳旧例ではMCLの大腿骨付着部位で石灰化を認めることがある（Pellegrini-Stieda症候群）[7].徒手または機器（Telos SE）を用いて，膝関節に外反ストレスを与えたX線像では，内側関節裂隙の拡大の左右差を生じる（図11）[8,9].内側関節裂隙は浅層断裂では2〜3mm，深層を含めた完全断裂では6〜10mm開大する[8].

　MRIでは，正常MCLは冠状断像で大腿骨内顆・関節包・

脛骨内顆に沿って低信号の紐状の構造体として描出される．浅層と深層は近位では分離できないものの，遠位では浅層と深層は分離し，脂肪組織や滑膜組織が介在する[1].新鮮損傷例ではMCL実質部や付着部は出血・浮腫により高信号を示し，周囲軟部組織も同様に高信号を呈する（図8）.

膝関節PCL損傷

　膝関節屈曲位で脛骨に前方からの外力が加わった際に生じ，転落やダッシュボード損傷などの外傷や，柔道やアメリカンフットボールなどのコンタクトスポーツなどの高エネルギー外傷で生じることが多い．単純X線像では通常異常はないものの，脛骨PCL付着部の裂離骨折では裂離骨片を認める．臥位で膝関節90°屈曲位の側面像（tibial posterior sagging）と後方引き出しテスト，脛骨の後方移動量の左右差を認める（図12）[9].

　MRI上，正常PCLは矢状断像では大腿骨顆間窩の前方から脛骨顆間窩後方に向かって斜め遠位にやや彎曲しなが

A T2強調冠状断像

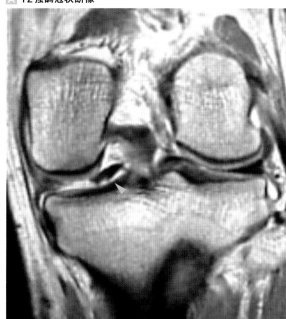

B T2強調矢状段像

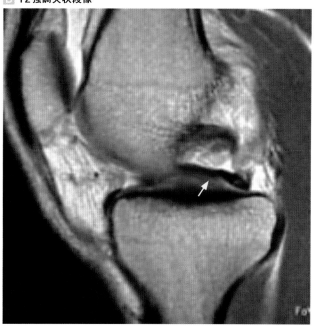

図10 膝関節MRI. 左内側半月板バケツ柄断裂（前十字靱帯損傷合併）
24歳 女性 右膝，スキーで受傷. 内側半月板バケツ柄断裂（A矢頭），double PCL sign（B矢印）.

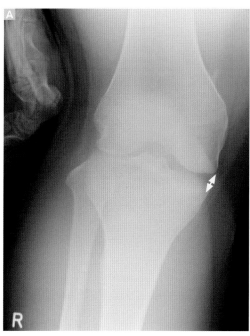

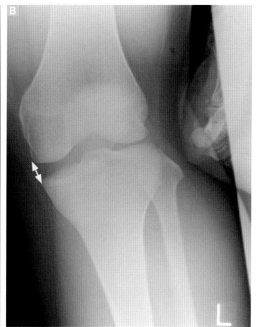

図11 外反ストレスX線像（20°屈曲位）
A：MCL損傷，18歳，男性. 柔道で受傷.

ら走行する紐状構造体として描出される. ACLと同様に低信号を呈し，ACLよりも太い. ACL・PCLは通常矢状断像で評価するが，冠状断像や横断像も有用で，正常では顆間窩内にACLは縦の「1」，PCLは円形の「0」として描

出される[1]. MRIではPCL線維は比較的残存していることが多く，膨化して蛇行する[1]. しかし，PCLが連続性を失って，PCL線維の途絶を認めるもの場合もある（図13）.

A Tibial posterior sagging

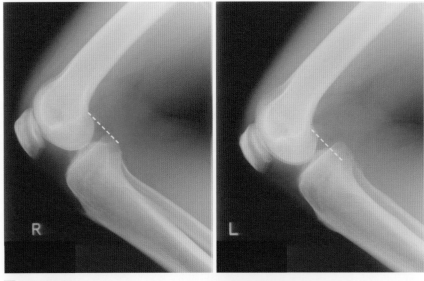

B 後方引き出し

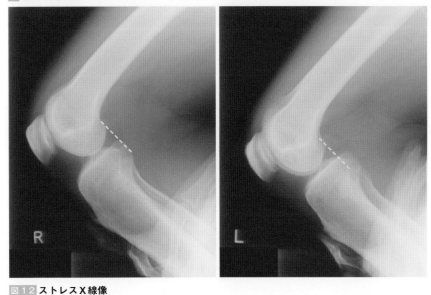

図12 ストレスX線像
A, Bともに左PCL損傷. 16歳, 男子, 柔道で受傷. 点線:患側では大腿骨顆部後方よりも後方に移動している（点線）.

肘関節MCL損傷

　肘関節への外反負荷による外傷や, 野球などの投擲スポーツによる慢性障害で生じる[10]. MCLの裂離骨折では, X線像肘関節正面像上MCL付着部での裂離骨片を認める（図14）.

　外・内反ストレス撮影では, 坐位で肘関節伸展位0°あるいは30°屈曲位で外反では橈骨側に, 内反では尺側に固定を置き徒手的にストレスを加え撮影する. 撮影時, 上腕骨が回旋しないように注意し, 必ず健側と比較する. 肘関節gravity像では背臥位で5 cm厚のマットを肘関節に置き, 肩関節60°外転位, 肘関節30°で1〜2 kg重の重錘による負荷を与えて肘関節正面像を撮影する（図14C）[12].

　MRIでは, 新鮮例でMCL実質部や付着部は出血・浮腫により高信号を示し, 周囲軟部組織も同様に高信号を呈する（図15）.

A プロトン密度冠状断像

B T2強調矢状段像

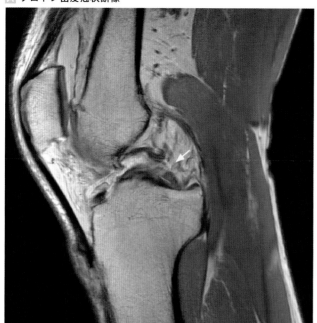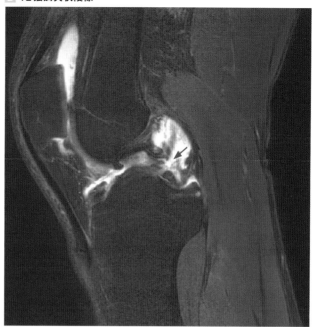

図13 膝関節MRI
16歳，男子，柔道で受傷．PCL断裂（矢印）．A：PCL損傷.

A 肘関節正面

B 側面像

C gravity像

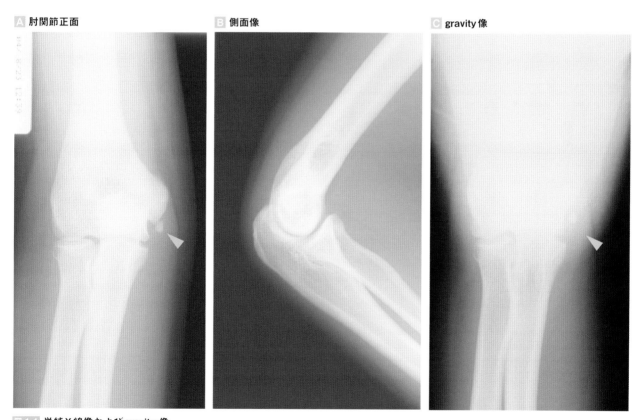

図14 単純X線像およびgravity像
右肘関節MCL付着部裂離骨折．15歳，男子，野球部投手．MCL付着部裂離骨片（矢頭）.

突き指・捻挫

　いわゆる "突き指" には打撲や捻挫のほか，腱断裂や剝離骨折，脱臼も含まれている[11]．放置すれば変形や可動域制限，および運動時疼痛が残ることがあり，正確な診断が必要である．単純X線検査にて手指の拡大2方向，場合により3方向撮影を行う．靱帯や掌側軟骨板損傷を伴う場合があり，X線検査では不明な場合にはCTやMRI検査を行う．関節内骨折を伴う場合には，3D-CTが有用である．陳旧例では側方ストレスを行い，重症度を評価する．

おわりに

　捻挫・靱帯損傷の画像診断と鑑別評価について概説した．画像評価は，詳細な病歴聴取や丹念な身体診察の上で，確定診断と治療方針の決定のために行うべきであり，不必要に画像検査を行うべきではない．レジデントは的確な指導の下，本症について診断や評価，および治療方針の決定方法を習得すべきである．

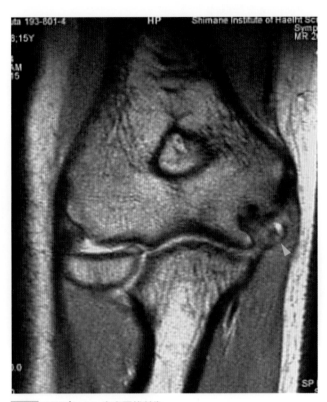

図15 MRIプロトン密度冠状断像
右肘関節MCL付着部裂離骨折．15歳，男子，野球部投手．裂離骨片を伴うMCL（矢頭）．

参考・引用文献

1) 新津守：膝MRI．第2版．東京．医学書院，2016.

2) 上谷雅孝編：骨軟部疾患の画像診断第2版．東京．学研メディカル秀潤社，pp62, 2010.

3) Grace DL: Lateral ankle ligament injuries. Inversion and anterior stress radiography. *Clin Orthop Relat Res*, 183: 153-159, 1984.

4) Meyers MH, McKeever FM: Fracture of the intercondylar eminence of the tibia. *J Bone Joint Surg Am*, 41: 209-220, 1959.

5) Segond PP: Recherches cliniques et expérimentales sur les épanchements sanguins du genou par entorse. *Prog Med*, 7: 297-299, 1879.

6) Claes S, Luyckx T, Vereecke E, *et al.*: The Segond fracture: a bony injury of the anterolateral ligament of the knee. *Arthroscopy*, 30: 1475-1482, 2014.

7) Theivendran K, Lever CJ, Hart WJ: Good result after surgical treatment of Pellegrini-Stieda syndrome. *Knee Surg Sports Traumatol Arthrosc*, 17: 1231-1233, 2009.

8) Wijdicks CA, Griffith CJ, Johansen S, *et al.*: Injuries to the medial collateral ligament and associated medial structures of the knee. *J Bone Joint Surg Am*, 92: 1266-1280, 2010.

9) 松田秀一：標準整形外科学第14版，医学書院，pp665-669, 2020.

10) 石橋恭之：標準整形外科学第14版，医学書院，pp880-890, 2020.

11) 酒井昭典：標準整形外科学第14版，医学書院，pp487, 2020.

12) 池上博泰，中村俊康：上肢撮影法．小川敬壽編：新・図説単純X線撮影法．第2版．東京，金原出版，pp83-125, 2012.

Profile

内尾祐司（うちお ゆうじ）
島根大学医学部 整形外科学教室 教授
医学博士．日本整形外科学会専門医．1986年 島根医科大学医学部医学科 卒業．1990年 島根医科大学大学院医学研究科 単位修得退学．1998年 英国Leeds大学に留学．2002年 島根医科大学整形外科学 教授．2003年大学統合により現職．

6

舟状骨骨折の画像診断と鑑別疾患

富田一誠[1]，川崎恵吉[2] 稲垣克記[3]
1）國學院大學 人間開発学部健康体育学科 教授／
昭和大学医学部 整形外科学講座 客員教授
2）昭和大学横浜市北部病院 整形外科 教授
3）昭和大学医学部 整形外科学講座 主任教授

Point 1 問診から舟状骨骨折を疑って診察できる．

Point 2 舟状骨骨折に特有な圧痛点を正確に押すことができる．

Point 3 舟状骨骨折に必要な画像検査をオーダーできる．

Point 4 画像から舟状骨骨折とその周辺骨折を鑑別できる．

Point 5 舟状骨骨折治療の必要性と注意点を患者が理解できるように説明できる．

はじめに

　学生時代の整形外科授業の時に，舟状骨骨折は，その解剖学的特徴から骨癒合が得られにくい代表的な骨折の1つとして学習した．実臨床では，疑っていても診断が難しい時があり，気づかず見落とすこともある．患者が，大したことないと思って数か月，数年受診しない時があり，「固定をして様子をみる」という説明を理解できずに通院を中断してしまうこともある．標準的な治療を行っても癒合を得られない場合があり，内固定や外固定が不適切な場合，診断と治療が遅くなればやはり偽関節になることがある．舟状骨は手関節の複雑巧妙なキネティックチェーンの一役を担っている[1]ために，偽関節になると舟状骨の痛みだけでなく，周囲の骨に影響を及ぼし関節症変化へ発展してしまう．これがScaphoid non-union advanced collapse（SNAC）wristである．元々骨癒合が得られにくい骨であるために，偽関節手術[2]は非常に難渋し，偽関節が発展してSNAC Wristになると，手関節機能を残しながら痛みをとる治療は複雑で治療成績が安定していない．診断が難しく，癒合が得られにくい本骨折は，一度後手に回るととても治療に苦労する骨折である．

　結局は，他の疾病と同様に，やはり早期診断早期治療が一番確かで良好な治療成績を得ることができる．トップアスリートは早期に手術し，装具を付けて超早期に競技復帰する[3,4]．だからこそ，初診医による診断が鍵を握るといえる．ある地域で調査した文献によると，舟状骨骨折は，手根骨骨折中の60%，手の骨折中11%，全骨折中の2%であり，男性に多く，人口100,000人あたり29〜43人の発生であった[5,6]．

　本稿では，頻度は高くないが外来診療で遭遇する可能性があり見逃しやすい舟状骨骨折に対して，舟状骨骨折を疑って診察する姿勢と画像を含めた診断方法を重点的に述べたい．

Q1　舟状骨の解剖学的特徴とは？
A1　周囲が軟骨に覆われていて，主に舟状骨遠位からの血液供給だけであり，多方向複雑に可動する小さな骨である[1]ために，骨癒合に必要な血流と安定性を得

られにくいこと.

Q2　受診しなかったり，途中で治療をやめてしまうとは？
A2　痛みがそれほど強くなく，意外に手を使えてしまうので，そもそも患者が放置してしまい，医療機関を受診しない．さらに，一度診察で，「骨折ははっきりしないが，念のために今日は固定するから，明日もう一度受診してください」と言っても，「大したことないなら行かない」と自己判断で受診を中断するなどのケースを，実臨床で筆者は多く経験した．

Q3　なぜ診断が難しい？
A3　「そもそも頭の中の鑑別疾患に挙がってない」「橈骨遠位に骨折がないと安心してしまう」「初診時には確かに圧痛がなかったのに画像上骨折がある」，「圧痛はあっても画像上骨折線が見えない」ことがある．ある後期研修医は，「意識している時には遭遇せず，忘れたころにやってくるのが舟状骨骨折だ」という面白い表現をしてくれた．

1. 診断手順

問診

多くは，転倒して受傷することが多い．人との接触，道具などで捻ることでも受傷する．痛いけれど激痛ではなく，意外に手を使えてしまう．母指の付け根から手関節橈側に痛みがあり，動かしたり捻ると痛いと訴える．

この時点で，舟状骨骨折ではないかと疑って診察に入ることが最も重要である．

身体所見

腫脹と変形はそれほど著明でなく，痛みもそれほど強くない時がある．

丁寧に圧痛点を探す．まずは橈骨遠位端のLister結節，橈骨茎状突起（橈骨遠位端骨折の有無確認），次にanatomical snuff boxと舟状骨結節を押す（図1）．それ以外にも，周辺の大菱形骨，CM関節，STT関節，第1中手骨基部，長母指伸筋腱，短母指外転筋腱，長母指外転筋腱，橈側手根屈筋腱などを丁寧に押す（図2）[7]．表面解剖の知識から，正確に指腹部先端で点で押すことが重要である．周囲と比較して，最も強い圧痛部位を探す．繰り返しても強い圧痛が他部位にあれば，複数の外傷が合併していることも考慮しなければならない．

「母指を長軸方向へ圧迫した時の痛み」（図1）の有無を確認する[8]．

画像検査所見

単純X線

手根骨条件のRusse撮影[9]（正面，側面，回内位，回外位）＋手関節尺屈位正面で骨折線を探す．回内位と手関節尺屈位正面で，骨折線が確認しやすい．舟状骨中央（waist部）の骨折が最も多いが，近位部遠位部もあるので注意する．骨折線があるという目線で確認しないと，転位のない骨折は判断が難しい．

単純CT

骨折の有無に確信が持てない時，保存か手術か治療方針を決める時，術前計画をする時にオーダーが必要である．骨折線の部位と方向，転位の程度が評価できる．

骨折の評価には，Herbert分類（図3）[10]が用いられる．

MRI

骨挫傷（bone bruise）の有無（明らかに圧痛はあるがCT画像でさえも骨折線が不明瞭な場合がある），骨片特に近位骨片の血流を評価する時にオーダーする．

舟状骨骨折に対する感度，特異度，精度は，単純CTが67％，96％，91％で，MRIが67％，89％，85％であり，両検査とも有用である．しかし，CTは小さな片側皮質骨の骨折線が，MRIは骨髄浮腫が不明瞭である[11]．日本の臨床環境では，単純X線と単純CTにて診断することが多い．

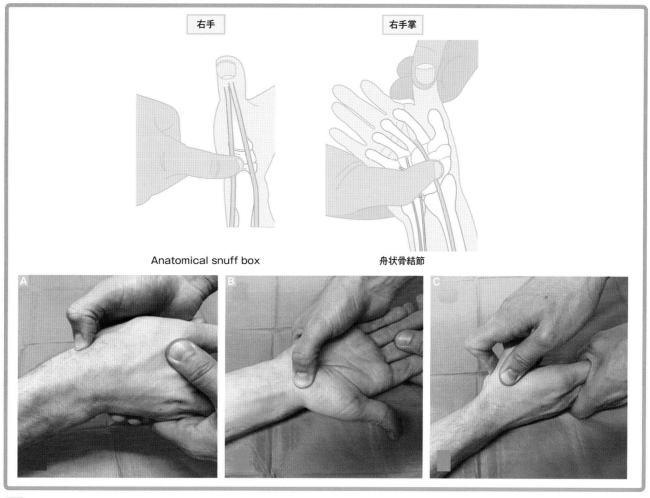

右手　　　　　　　　　　　　　　　右手掌

Anatomical snuff box　　　　　舟状骨結節

図1 A:Anatomical snuff box，B:舟状骨結節，C:母指軸圧痛

超音波検査

単純X線で不明瞭な骨折に対する感度が85.6%，特異度が83.3%であり[13]，非侵襲性で，即効性で，低コストであり非常に有用なモダリティーである．

骨シンチグラフィー

最も正確に骨折の有無を評価できるが，侵襲性で，時間がかかり，経済的負担が大きい[12]．

鑑別診断

大菱形骨骨折

舟状骨の遠位隣にある骨で，通常のレントゲン撮影では骨折の判断に難しい時があり，単純CTが有用である（図4）．

橈骨遠位端骨折

通常は単純X線で判断できる．しかし変形，腫脹，圧痛が強くなく，単純X線で不明瞭なことがある．亀裂骨折か骨挫傷の時は，単純CTやMRIを必要とすることがある（図5）．

ド・ケルバン腱鞘炎

Anatomical snuff boxのすぐ近位にある第一区画に圧痛がある（図2，図6）．時に捻ってから痛いと訴えることがある．

母指手根中手骨間（carpometacarpal：CM）関節症，舟状大菱形小菱形間（scaphotrapeziotrapezoidal：STT）関節症

Anatomical snuff boxのすぐ遠位に，CM関節とSTT関節が隣接している（図2，図7）．時に捻ってから痛いと訴えることがある．

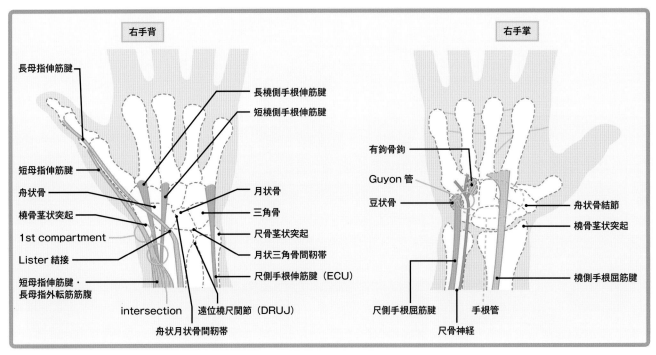

右手背

長母指伸筋腱
短母指伸筋腱
舟状骨
橈骨茎状突起
1st compartment
Lister 結接
短母指伸筋腱・長母指外転筋筋腹
intersection

長橈側手根伸筋腱
短橈側手根伸筋腱
月状骨
三角骨
尺骨茎状突起
月状三角骨間靭帯
尺側手根伸筋腱（ECU）
遠位橈尺関節（DRUJ）
舟状月状骨間靭帯

右手掌

有鉤骨鉤
Guyon 管
豆状骨
尺側手根屈筋腱　手根管
尺骨神経

舟状骨結節
橈骨茎状突起
橈側手根屈筋腱

図2 表面解剖

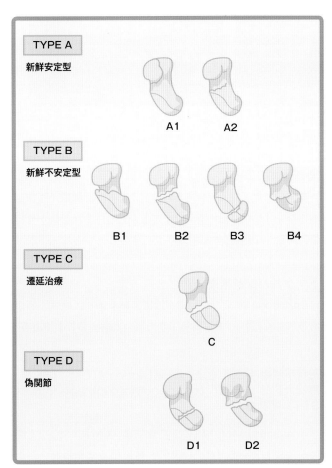

TYPE A
新鮮安定型
A1　A2

TYPE B
新鮮不安定型
B1　B2　B3　B4

TYPE C
遷延治療
C

TYPE D
偽関節
D1　D2

図3 Herbert 分類

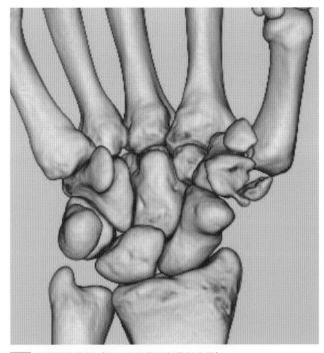

図4 大菱形骨骨折（第1中手骨基部骨折合併）

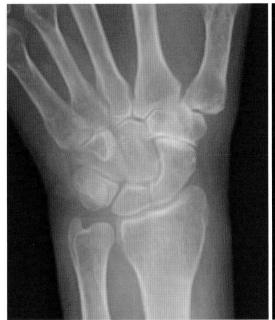
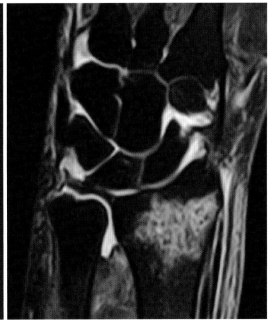

図 5 橈骨遠位端骨折

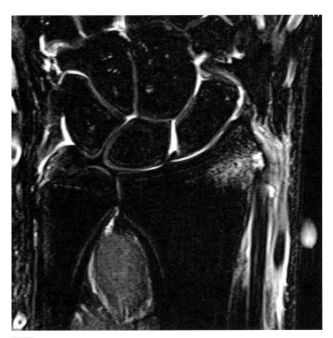

図 6 ド・ケルバン腱鞘炎

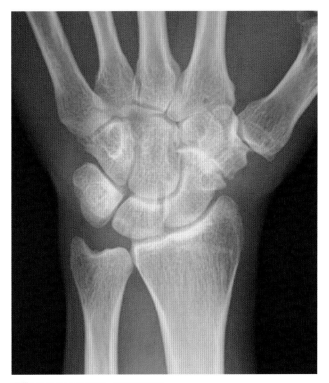

図 7 母指CM関節症，STT関節症

合併外傷

　折角，舟状骨骨折を診断できても，舟状骨骨折だけに気を取られていると，合併外傷を見逃すことがある．以下のような外傷を合併することがあるので，広範囲な腫脹や痛みがある場合には，注意して診察する．

①橈骨遠位端骨折

②月状骨周囲脱臼，月状骨脱臼（図 8）

③月状骨骨折

④有鉤骨骨折など

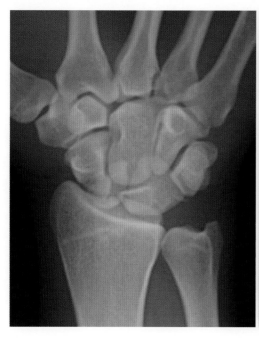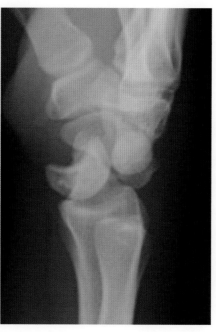

図8 月状骨周囲脱臼

症例　21歳男性．某大学ラクロス部，右利き

〔主訴〕右手関節橈側部痛

〔現病歴〕練習中に相手を押し返そうとして受傷．2日後に当科初診となる．

〔現症〕明らかな変形と腫脹なし．安静時自発痛なし，手関節の自動運動で軽度の痛みあり，橈骨遠位端圧痛なし，anatomical snuff boxと舟状骨結節に強い圧痛あり．

〔画像検査〕（図9）

単純X線：自信をもって骨折がある？　ない？　と言えるか．

単純CT：明らかに骨折線と転位を確認できる．

MRI：骨髄内の輝度変化，骨片の血流を確認できる．

〔診断〕右手舟状骨骨折＊

〔治療選択肢〕①保存治療（ギプス固定3か月）②手術治療（スクリュー固定）

〔治療〕現役選手，成人，利き手，画像上完全骨折転位あり．以上から骨癒合の確立がより高く，早期復帰を想定できる②を選択した．しかし，偽関節の可能性があることを十分説明した．

〔経過〕術後1週で手を使わない練習に参加し，1か月で段階的に復帰した．

＊：足舟状骨と日本語では同表記だが，英語ではscaphoidとnavicular boneである

治療選択肢

保存治療

● ギプス固定：転位のない骨折，骨端線閉鎖前の子供，保存治療を受領する場合は2～3か月間[14]，舟状骨結節部骨折の場合は約1か月間固定する．

観血的骨折治療

● スクリュー固定：スポーツ選手の場合は，早期復帰を考慮して手術するケースが多い．トップアスリートは，保護装具を付けて，超早期に復帰する場合がある[3,4]．

偽関節手術[2]

● 関節鏡視下骨移植術＋スクリュー固定

● 遊離骨移植術＋スクリューまたはプレート固定

● 有茎血管柄付骨移植（橈骨または第2中手骨基部）＋スクリュー固定またはプレート固定

● 遊離血管柄付骨移植（大腿骨内顆）＋スクリュー固定またはプレート固定

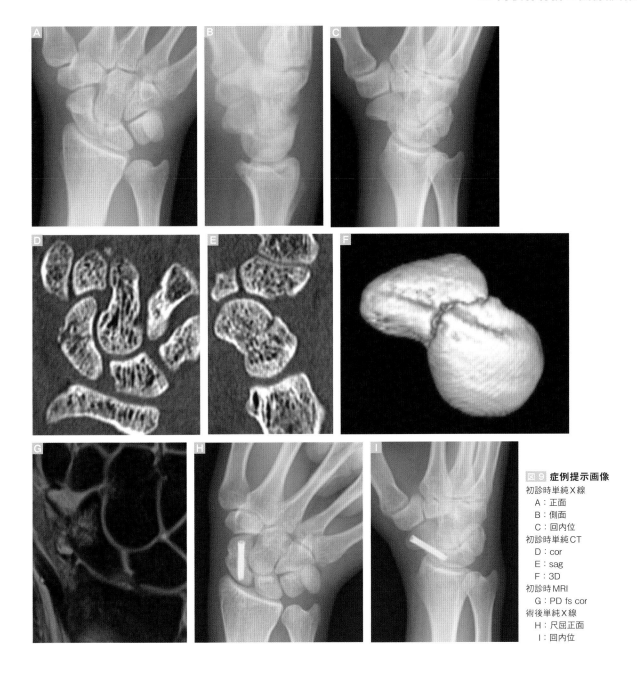

図9 症例提示画像
初診時単純X線
　A：正面
　B：側面
　C：回内位
初診時単純CT
　D：cor
　E：sag
　F：3D
初診時MRI
　G：PD fs cor
術後単純X線
　H：尺屈正面
　I：回内位

関節症手術

● 舟状骨全摘出または部分切除術

● 部分関節固定術

● 近位手根列切除術

2.　患者への説明のコツ

　例えば、圧痛があり舟状骨骨折を疑っているが、単純X線で骨折線が見えず、すぐにCT検査ができない、または画像結果から骨折の有無に自信がない場合には、「現時点で舟状骨骨折という非常に骨癒合が得られにくい骨折を疑っているので、本日は疑いですがギプス（またはシーネ）固定を施行します。この骨折は癒合を得られないととても面倒なことになるので、この状態で必ず再診してください（または大きな病院を受診してください）」と理解されるまで説明する。

　診断がつき保存治療や手術治療を開始する場合に、「一般的な治療を行っても癒合が得られないことがあります。癒合が得られるまで、必ず通院してください」と説明する。

おわりに

　本稿では，舟状骨骨折の診断を中心に述べた．手関節が痛いから，とりあえず手関節の単純X線2方向をオーダーして，画像から骨折を診断することは本骨折の場合とても難しい．診察時に舟状骨骨折ではないかと疑って圧痛点を探すか，いつもルーティンでAnatomical snuff boxと舟状骨結節の圧痛を確認するかしなければ，単純X線の特殊撮影をオーダーできない．本骨折を頭に浮かべなければ，圧痛があるのに単純X線で骨折線が判断し難い時に単純CT検査をオーダーできない．折角疑っても，一度診断しても患者が治療を中断してしまう可能性がある．

　以上のように，舟状骨骨折は幾つかの落とし穴がある．何より疑うことが大切で，圧痛点，軸圧痛，単純X線特殊撮影，単純CT検査が診断の鍵となる．

　最後に，本稿を熟読理解された読者の皆さんは，前述の先輩医師が言った「忘れたころにやってくる舟状骨骨折」を，日常診療の場面で見逃さないと筆者は確信している．

参考・引用文献

1) Berger RA: The anatomy of the scaphoid. *Hand Clin*, 17: 525-532, 2001.
2) 川崎恵吉：整形外科手術　名人のknow-how 舟状骨骨折のプレート固定 ロッキング・プレートを用いた舟状骨骨折・偽関節手術．整形・災害外科，61: 666-671, 2018.
3) Coppage JM, Carlson MG, Coppage JM, *et al*: Expediting Professional Athletes' Return to Competition. *Hand Clin*, 33: 9-18, 2017.
4) Christopher J Dy, Ekaterina Khmelnitskaya, Krystle A Hearns, *et al*: Opinions regarding the management of hand and wrist injuries in elite athletes. *Orthopedics*, 36: 815-819, 2013.
5) Hove LM: Epidemiology of scaphoid fractures in Bergen, Norway. *Scand J Plast Reconstr Surg Hand Surg*, 33: 423-426, 1999.
6) Duckworth AD, Jenkins PJ, Aitken SA, *et al*: Scaphoid fracture epidemiology. *J Trauma Acute Care Surg*, 72: 41-45, 2012.
7) 富田一誠：レジデントにとって必要な運動器疾患の診断法-Tips and Essence- 治療方針決定に必要な診断法 青壮年・中高年期の代表的疾患 手関節．スポーツ外傷・障害，関節外科，38: 202-216, 2019.
8) Parvizi J, Wayman J, Kelly P, *et al*: Combining the clinical signs improves diagnosis of scaphoid fractures: a prospective study with follow-up. *J Hand Surg Br*, 23: 324-327, 1998.
9) Russe O: Fracture of the carpal navicular: diagnosis, non-operative treatment, and operative treatment. *J Bone Joint Surg Am*, 42-A: 759-768, 1960.
10) Herbert TJ, Fisher WE: Management of the fractured scaphoid using a new bone screw. *J Bone Joint Surg Br*, 66: 114-123, 1984.
11) Wouter Mallee, Job N Doornberg, David Ring, *et al*: Comparison of CT and MRI for diagnosis of suspected scaphoid fractures. *J Bone Joint Surg Am*, 93: 20-28, 2011.
12) Mallee WH, Wang J, Poolman RW, *et al*: Computed tomography versus magnetic resonance imaging versus bone scintigraphy for clinically suspected scaphoid fractures in patients with negative plain radiographs. *Cochrane Database Syst Rev*, 2015 Jun, 2015.
13) Robert M Kwee , Thomas C Kwee: Ultrasound for diagnosing radiographically occult scaphoid fracture. *Skeletal Radiol*, 47: 1205-1212, 2018.
14) Ram AN, Chung KC: Evidence-based management of acute nondisplaced scaphoid waist fractures. *J Hand Surg Am*, 34: 735-738, 2009.

Profile

富田一誠（とみた かずなり）
國學院大學 人間開発学部健康体育学科 教授 / 昭和大学医学部 整形外科学講座 客員教授
1968年生まれ．1994年 昭和大学医学部 卒業．2001年 昭和大学医学部整形外科学講座 助手．2003年 昭和大学横浜市北部病院 助教．2004年 米国Mayo Clinic Biomechanics Laboratory 留学．2007年 昭和大学医学部整形外科学教室 医局長．2009年 昭和大学医学部整形外科学教室 講師．2011年 Mayo Clinic 手の外科研修，昭和大学附属豊洲病院整形外科 講師，昭和大学附属豊洲病院整形外科 准教授．2014年 昭和大学江東豊洲病院整形外科 准教授/診療科長．2020年より現職．

川崎恵吉（かわさき けいきち）
昭和大学横浜市北部病院 整形外科 教授
1966年生まれ．1991年 昭和大学医学部 卒業．昭和大学医学部整形外科学講座 入局．2009年 昭和大学横浜市北部病院整形外科 講師．2014年 ヨーロッパ3ヵ国（スイス・ドイツ・オーストリア）留学—IBRA財団．2018年 昭和大学医学部整形外科 准教授．2019年より現職．

稲垣克記（いながき かつのり）
昭和大学医学部 整形外科学講座 主任教授
1958年生まれ．1984年 昭和大学医学部 卒業．昭和大学医学部整形外科学講座 入局．1992年 昭和大学医学部整形外科 助手．1994年 昭和大学医学部整形外科 講師．1997年 米国Mayo Clinic Biomechanics Laboratory 留学．2008年 昭和大学医学部整形外科 准教授．2008年 昭和大学横浜市北部病院整形外科 診療科長．2009年より現職．2017年 昭和大学附属東病院 病院長．

7

肩関節・周囲のスポーツ障害の画像診断と鑑別診断

田崎 篤

聖路加国際病院 整形外科 医長 / リハビリテーション 副センター長 / スポーツ総合医療センター

Point ① 肩関節周囲の機能解剖を理解する.

Point ② スポーツ傷害発生の診断と治療の流れを把握する.

Point ③ 肩関節スポーツ外傷の特徴的画像所見を理解する.

はじめに

　関節にとって大切な2つの要素は，可動性と安定性である．肩関節は人体で最も可動域が大きい関節であるが，その反面外傷，障害にさらされやすい．

1. 肩関節安定性に寄与する特徴的構造

　肩関節は，大きく分けて三層の軟部組織によって支えられている．最深層から，上腕関節包靭帯（関節包），腱板筋（棘上筋，棘下筋，肩甲下筋，小円筋：inner muscle），そして最外創の三角筋，大胸筋，広背筋といった大きな筋肉（outer muscle）である（図1）．

　最も深層である肩甲上腕（関節包）靭帯は（図2），静的安定構造として，適切な緊張と連続性を維持しながら肩関節を包むことにより，その安定性に寄与する．

①Circle stability concept：関節包靭帯は一部の不連続が生じれば全方向に不安定性が生じる（図3）[1]．

②Vacuum effect：包まれた関節包内は陰圧となり，その吸引効果が関節の安定化に寄与する（図4）[2]．

③Slack and tension with torque：適度に弛緩した関節包は，回旋により緊張が生じると，その牽引力が求心力として働く（図5）[3]．

　また，その上を包む腱板（棘上筋，棘下筋，肩甲下筋，小円筋腱）は，肩関節を関節窩面へ安定させるため，均衡を保ちながら求心力を司る（図6）．

　これらがスポーツによる外力で構造が破綻すればスポーツ外傷となり，繰り返しの動作による負荷により機能が低下すれば，障害が発生し得る．

2. 投球肩

受傷機転

　肩関節を大きく上方から振り下ろすオーバーヘッドモーションは，野球の投球動作に代表されるが，テニス，バレーボールでも同様の動作が頻回に行われる．その動きにより

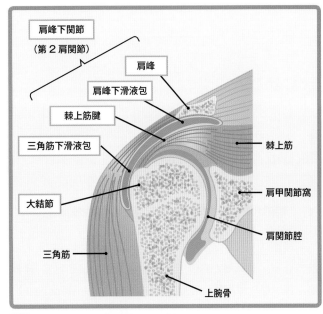

図1 肩関節を包む軟部組織の三層構造

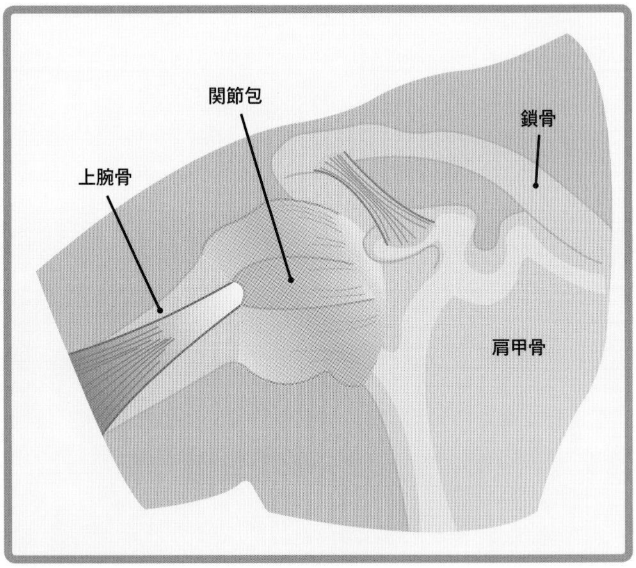

図2 肩関節包

生じる傷害を，投球肩として述べる．

　肩関節に疼痛を経験した割合は中学生では少なく，年齢と共に増加して大学生になると30％以上になるとされている．投球動作時には，肩関節を大きく後方に引き（最大外転外旋位），角速度7000°／秒で腕を前方に振る[4]．よって，その遠心動作による大きな牽引力が関節に生じる．同じ動作を繰り返すことで，前方の軟部組織は伸長され，後方の軟部組織は遠心性収縮により組織の性状が変化する．その軟部組織の緊張の不均衡が生じれば，関節の回転運動で求心性が保てなくなり，関節辺縁にある関節唇に損傷が生じ得る．

病態と診断

　上側の関節唇に損傷，断裂が生じる上方関節唇損傷（Superior labrum anterior and posterior lesion：SLAP）が代表的である（図7）．しかし，とくに後上方は，投球動作の動的ストレスによる機能的適応のための変化で病態を示さないこともあり，診察所見と合わせて判断する．また，関節唇の断裂部にガングリオンが生じれば（関節唇ガングリオン），その内方に走行する肩甲上神経の圧迫による障害が生じることがある（図8）．

　肩関節挙上位や外転外旋位をとると，腱板の関節面側が上腕骨頭と関節窩面の間に挟まれる生理現象が生じる

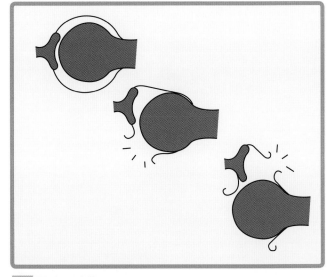

図3 Circle stability concept

（internal impingement）（図9）[5]．これが繰り返されることにより腱板関節面側の部分断裂が，とくに大学生以上の年代には生じ得る．また，注意すべき疾患は胸郭出口症候群で，鎖骨，第一肋骨，前斜角筋と中斜角筋の間を走行する腕神経叢が圧迫を受けることにより生じる神経障害である．Loos test（図10）で痺れ，痛みなどにより患側の挙上が保てない場合は，本疾患を鑑別にあげる．

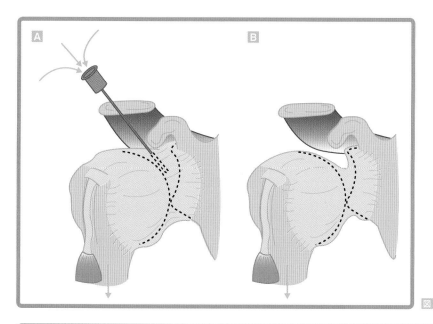

図4 Vacuum effect

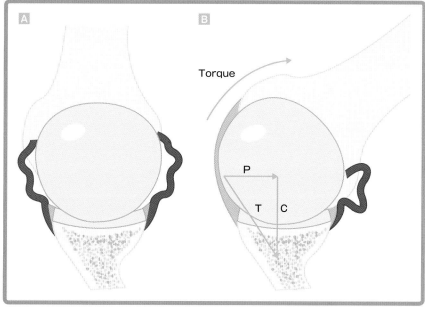

図5 Slack and tension with torgue

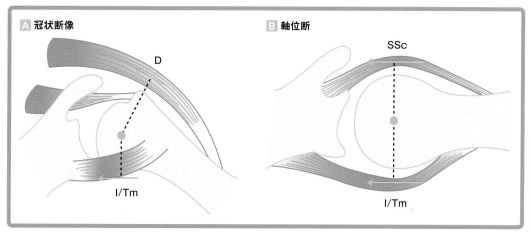

図6 腱板のforce coupling
A：三角筋（D）のベクトル
に対して，腱板筋が上腕骨頭
の求心位を保っている．
B：肩甲下筋（SSc）と棘下
筋（I），小円筋（Tm）が均
衡を保つ．

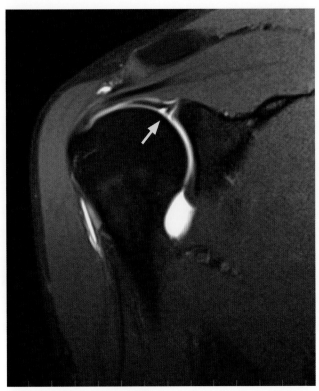

図7 上方関節唇（SLAP）損傷
右肩関節造影MRI プロトン強調画像, 冠状断. 上方関節唇に損傷（矢印）を認める.

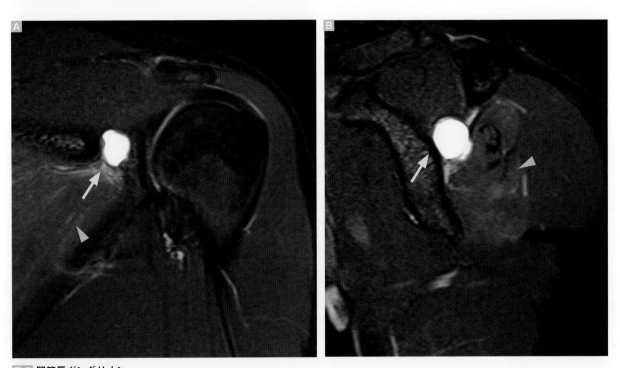

図8 関節唇ガングリオン
左肩関節MRI プロトン強調画像, A：冠状断, B：矢状断. 上方関節唇の断裂から内方に貯留したガングリオン（矢印）を認める. 肩甲上神経の障害が生じて, 棘下筋と一部小円筋に高輝度変化を認める（小円筋は腋窩神経支配）.

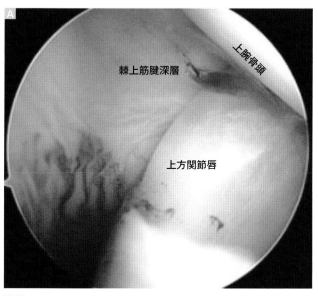
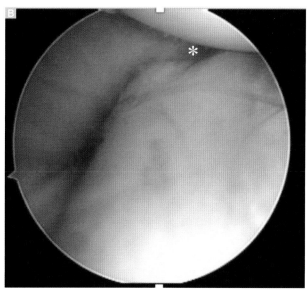

図9 Internal impingement　右肩後方鏡視像
A：肩関節軽度挙上.
B：最大挙上. 腱板深層が上腕骨と関節唇の間に挟まっている（＊）.

治療

　投球動作は下半身，体幹，上肢への連鎖（closed kinetic chain）運動であり，全身の動作評価と機能改善を試みること，および関節を支える軟部組織のバランスを整えることで，多くは症状が回復する．関節唇ガングリオンによる神経障害生じている場合は，関節鏡下除圧術を行う.

3. 外傷性肩関節不安定症

受傷機転

　外傷で生じる肩関節不安定症の95%以上は，前方方向であり，後方が3〜5%程度である．肩関節の外転外旋，水平外転方向への強制や，後側方からの外力により前方脱臼（あ脱臼）が生じる．また，前方に倒れて手をつくことで，後方に脱臼が生じ得る．初回脱臼後の予後として，未治療であれば20歳未満の運動競技者には約90%に，20代では50〜75%の選手が再脱臼を受傷すると報告されている[6].

病態と診断

　前述した上腕関節包靱帯と，関節唇との連結部（関節包関節唇複合体）の損傷や，剝離が生じる（Bankart病

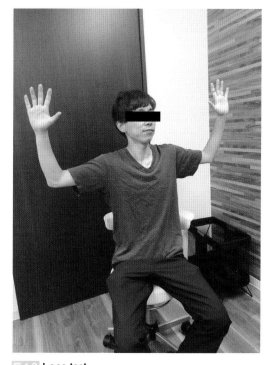

図10 Loos test
肩関節外転，外旋位で手のグー，パーを繰り返す．患側の手は1分以内に痺れ，脱力から継続が困難になる.

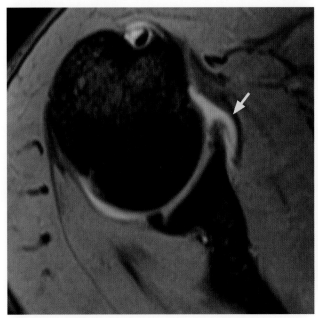

図11 Bankart病変

右肩関節MRI T2*画像，冠状断．関節唇関節包複合体の損傷を認める．

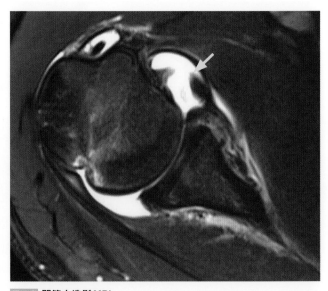

図12 関節内造影MRI

右肩関節造影MRI プロトン強調像，冠状断．関節内の造影効果により，Bankart病変（矢印）が明確に描出されている．

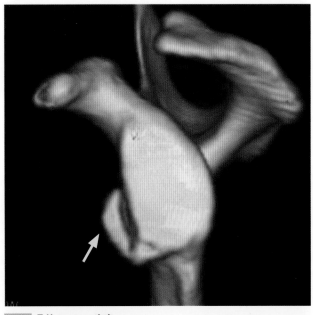

図13 骨性Bankart病変

右肩3次元CT 矢状断像．関節窩面前下方の上腕関節靱帯付着部に，裂離骨折を認める（矢印）．

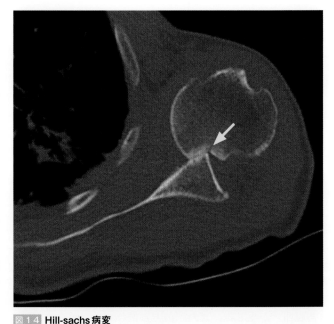

図14 Hill-sachs病変

左肩CT 冠状断像　上腕骨頭後上方の陥没部（Hill-sach 病変）が，関節窩前方と噛み込むように脱臼している（矢印）．

変）（図11）．非造影MRIでは，時に損傷が不明確となることがある．本所見を強調した描出には，関節造影を用いたり，脱臼を誘発する外転外旋位で撮影をすることがある（図12）．また，脱臼により関節窩の靱帯付着部の裂離骨折（骨性Bankart病変）（図13）が生じる．通常のX線検査では上腕骨上後方部の陥没骨折（Hill-sachs病変）が生じることもある（図14）．この病変は脱臼時に同時に生じ得る，相対する病変である．

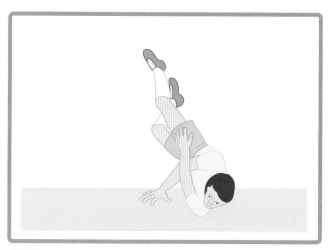

図15 肩鎖関節脱臼の受傷機転

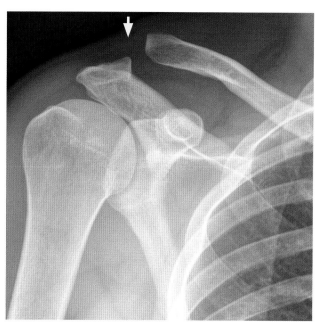

図16 肩鎖関節脱臼
単純X線 右肩正面像．TypeⅢの脱臼を生じている（矢印）．

治療

外傷性不安定症は解剖学的破綻によるため，根治には手術修復を要する．鏡視下Bankart病変修復術が第一選択となり，骨欠損がある場合は烏口突起移行術（Bristow法，Latarjet法）や，Remplissage手術の併用を検討する[7]．

4. 肩鎖関節損傷

受傷機転

肩甲帯の外傷において最も頻度が高い[8]．しばしば腱板損傷や肩関節脱臼などと誤診されることがある．肩鎖関節損傷は側方への転倒のような，肩峰を側方から内側下方へ押すような外力により生じる（図15）．ほとんどは鎖骨遠位部が上方，後方へ転位する損傷となる（図16）．

病態と診断

肩鎖関節は肩鎖靭帯（Acromioclavicular ligament：ACL）と烏口鎖骨靭帯（Coracoclavicular ligament：CCL）により支えられている（図17）．これらの損傷により，鎖骨が上方に引かれて転位する．Rockwood分類が汎用されている[9]（図18）．

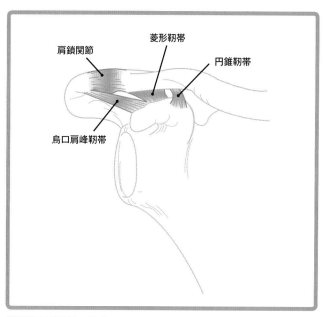

図17 肩鎖関節の構造

圧痛を肩鎖関節に認めるので，触診が大切である．受傷直後には肩鎖関節上に腫脹を認め，腫脹の消退と共に鎖骨遠位端の浮き上がりが明確になる．上腕の水平内転により疼痛が誘発される．同様の受傷機転で，鎖骨骨折や胸鎖関節損傷が生じ得るため，注意が必要である．

肩鎖関節損傷のTypeⅢまでは，保存療法によりほぼ機

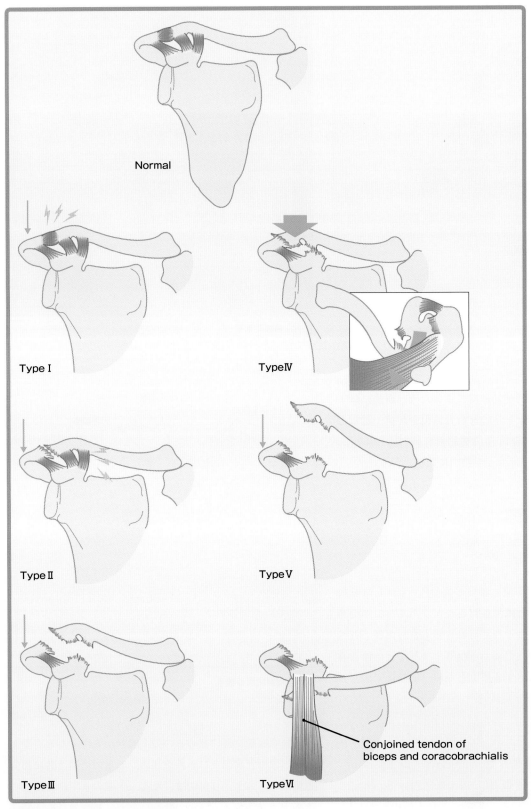

Normal

Type I

Type II

Type III

Type IV

Type V

Type VI

Conjoined tendon of
biceps and coracobrachialis

図18 肩鎖関節脱臼 Rockwood分類

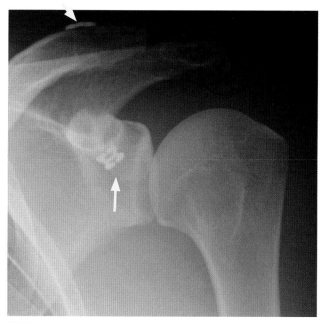

図19 肩鎖関節靭帯，再建術後
人工靭帯を金属のプレートで固定している（矢印）．

能障害なく疼痛が消失する．変形は後遺するが運動は再開できるので，手術適応は患者さんとの話し合いで決める．さらに変形が強い場合や，患者が手術による整復固定を希望した場合は，人工靭帯や自家腱（長掌筋腱，薄筋腱）を用いて烏口鎖骨靭帯を再建する手術が普及している．近年内視鏡補助下に行われる（図19）．

まとめ

肩関節周囲の代表的なスポーツ外傷について説明した．肩関節周囲の画像診断は"難しい"と言われることが多いが，問診で受傷機転，診察で疼痛部位，疼痛誘発動作を把握した上で，病態を踏まえて画像診断を行うことが大切である．

参考・引用文献

1) Bowen MK, Warren RF: Ligamentous control of shoulder stability based on selective cutting and static translation experiments. *Clin Sports Med*, 10: 757-782, 1991.

2) Matsen FA: Practical Evaluation and Management of the Shoulder. Philadelphia, PA: Saunders, 1994.

3) Rockwood Jr CA, Matsen Ⅲ FA, Wirth MA, Lippitt SA: The shoulder. NewYork, NY: Elsevier, 2016.

4) Pappas AM, Zawacki RM, Sullivan TJ: Biomechanics of baseball pitching. A preliminary report. *Am J Sports Med*, 13: 216-222, 1985.

5) McFarland EG, Hsu CY, Neira C, *et al*: Internal impingement of the shoulder: a clinical and arthroscopic analysis. *J Shoulder Elbow Surg*, 8: 458-460, 1999.

6) Wheeler JH, Ryan JB, Arciero RA, *et al*: Arthroscopic versus nonoperative treatment of acute shoulder dislocations in young athletes. *Arthroscopy*, 5: 213-217, 1989.

7) Tasaki A, Morita W, Yamakawa A, *et al*.: Combined Arthroscopic Bankart Repair and Coracoid Process Transfer to Anterior Glenoid for Shoulder Dislocation in Rugby Players: Evaluation Based on Ability to Perform Sport-Specific Movements Effectively. *Arthroscopy*, 31: 1693-1701, 2015.

8) Kocher MS, Feagin JA: Jr. Shoulder injuries during alpine skiing. *Am J Sports* Med, 24: 665-669, 1996.

9) Jr CR: Injuries to the acromioclavicular joint. In: Green CRJD, ed. Fractures in Adults. 2nd edition Philadelphia: JB Lippincott, pp.860-910, 1984.

Profile

田崎 篤（たさき あつし）
聖路加国際病院 整形外科 医長／リハビリテーション 副センター長
1971年生まれ．1997年 日本医科大学医学部 卒業．1999年 聖路加国際病院整形外科．2004年 Tennessee University Campbell Clinic Sports Medicine．2005年 Johns Hopkins University Shoulder and Sports Medicine．2013年 東京医科歯科大学大学院 修了．2014年より現職．

8

野球肘（内側・外側障害）の画像診断

佐藤和毅[1]，岩本 航[2]

1) 慶應義塾大学医学部 スポーツ医学総合センター 教授
2) 江戸川病院 スポーツ医学科 部長

Point ① 野球肘の疾患概念と分類を説明できる.

Point ② 野球肘の診察（問診，身体所見，画像検査）をすることができる.

Point ③ 野球肘の画像所見の要点を説明できる.

Point ④ 野球肘の早期診断方法を説明できる.

はじめに

野球肘は，投球動作・投球擬似動作による肘関節の骨・軟骨や靱帯，筋腱付着部の障害の総称である．野球だけでなくハンドボール，槍投げなどの投擲動作や，テニス，バドミントンなどのサーブ，スマッシュでも発症することがあり，発症年齢により成長期野球肘と成人型野球肘に分類される．成長期野球肘は成長途上の骨端を中心とする骨軟骨障害であることが多いのに対し，成人型は成長完了後の筋腱付着部の障害や関節症性変化が中心である．

本稿では，主に成長期型野球肘について画像診断の要点と早期診断の方法を概説する．

1. 障害部位による分類

内側型野球肘

上腕骨内側上顆は上腕骨遠位部内側後方に突出し，その前面から内側にかけて屈曲回内筋群が起始する．また，筋群より深層で内側上顆遠位部（下極前方）からは内側側副靱帯が起始し，特に重要な前斜走線維が尺骨鉤状突起尺側縁（鉤状結節）に付着する[1]（図1）．内側型野球肘は，投球動作で腕が前方に振り出される際（加速期）に強い肘外反ストレスと，その後のボールリリースからフォロースルー期に手関節が背屈位から掌屈，前腕は回内するために屈曲回内筋付着部である上腕骨内側上顆に働く牽引力に起因する障害である[2]（図2）．内側上顆骨端核障害（内側上顆下端裂離骨折，内側上顆骨端離開，下端分節化），内側側副靱帯損傷，回内・屈筋群筋筋膜炎などが内側型野球肘に含まれる．反復する屈曲回内筋群牽引力により内側上顆骨端線損傷が生じるのが上腕骨内側上顆骨端離開であり，内側側副靱帯（特に前斜走線維）の牽引により下端の裂離骨折をきたすのが上腕骨内側上顆下端裂離骨折である．

Brogdon[3] は，反復する投球動作による上腕骨内側上顆骨端離開，内側上顆下端裂離骨折，下端分節化をリトルリーグ肘と呼称した．分節化については内側側副靱帯起始部の牽引のほか血行障害の可能性も示唆される[4]．

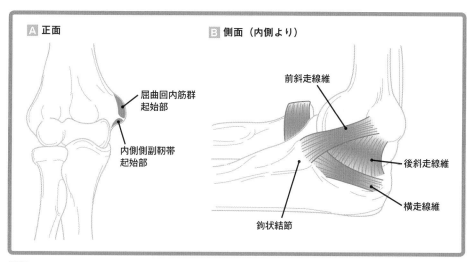

図1 上腕骨内側上顆の解剖（文献1より作図）

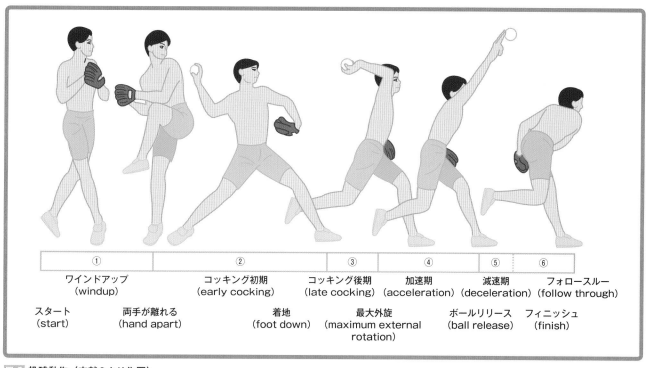

図2 投球動作（文献2より作図）

外側型野球肘

　腕橈関節には加速期の肘外反ストレスによる圧迫力に加え，フォロースルー期には剪断力が働く．これらの反復ストレスにより生じるのが外側型野球肘で，上腕骨小頭離断性骨軟骨炎，橈骨頭障害などがこれに含まれる．

後方型野球肘

　加速期の肘外反ストレスと，減速期からフォロースルー期の肘関節伸展強制に起因する障害である．肘頭骨端離開・疲労骨折や骨棘形成などが，後方型野球肘に含まれる．

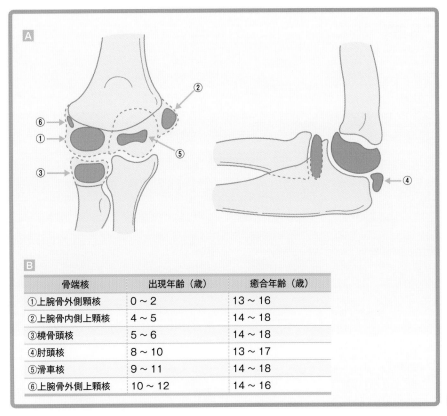

骨端核	出現年齢（歳）	癒合年齢（歳）
①上腕骨外側顆核	0 ～ 2	13 ～ 16
②上腕骨内側上顆核	4 ～ 5	14 ～ 18
③橈骨頭核	5 ～ 6	14 ～ 18
④肘頭核	8 ～ 10	13 ～ 17
⑤滑車核	9 ～ 11	14 ～ 18
⑥上腕骨外側上顆核	10 ～ 12	14 ～ 16

図3 肘関節骨化核の出現と癒合の時期

2. 肘関節骨化核の出現と癒合

　成長期は肘関節の骨化の進行過程であり，脆弱な骨軟骨が肘関節の広範囲を覆う．成長期野球肘の画像診断において，肘関節骨化過程を理解することは大切なポイントである．実際の診察では健側と比較することが重要であり，肘関節骨化核の出現・癒合の詳細をすべて記憶する必要はない．しかし，骨化進行の大体の経過を理解しておくことは成長期野球肘診断の助けとなる．外側上顆核の出現時期は比較的遅く，扁平の形状であるため，しばしば剝離骨折と誤られる（図3）．

3. 野球肘の診察

問診

　多くは投球時の肘関節痛や投球困難を主訴に受診する．発症時期，スポーツ歴，ポジション，練習や試合の頻度などを聴取する．長期にわたり選手の中には繰り返し発症し

ている例も多いので，肘関節痛の既往も詳細に聴取する．野球では，やはり投手，捕手での発症が多い．投球動作のどの時期に疼痛が生じるかも聴取する．内側型・外側型野球肘では加速期（ボールリリースの前）に疼痛を訴える．

身体所見

　疼痛部位（肘関節内側・外側・後方など）を注意深く視診・触診し，変形や腫脹の有無，圧痛部位を確認する．腕橈関節部の腫脹などは健側と比較するとよい．圧痛部位は，障害された骨端核に一致する．すなわち，上腕骨小頭離断性骨軟骨炎では上腕骨小頭外側部から腕橈関節部，上腕骨内側上顆骨端離開では内側上顆全体，内側上顆下端裂離骨折では内側上顆前下方に限局した疼痛を訴える．

　肘関節可動域は，肩関節90°前方挙上位・前腕回外位で患者の側方から測定する．過伸展の程度などは，個人差があるので健側との比較が重要である．上腕骨小頭離断性骨軟骨炎では，自覚症状に乏しい病初期から伸展制限を呈す

ることがある.

　投球動作を再現して，疼痛や関節不安定性を確認するために誘発テストを行う．屈曲回内筋群の牽引に由来する内側上顆骨端離開では，肘関節伸展位・前腕最大回外位での抵抗下手関節掌屈や前腕回内運動により疼痛が誘発される．内側側副靭帯の牽引による内側上顆下端裂離骨折では，内側上顆下端前方に圧痛を認め，肘関節外反ストレステストにより疼痛が誘発される．外反ストレステストは前腕回外位，肘関節約30度屈曲位で骨性安定性を除外して行う．内側側副靭帯損傷の誘発テストであるmilking testは，肘関節最大屈曲位あるいは90°屈曲位で外反ストレスを加えて疼痛発生をみる（static milking test）．さらに，屈曲位からの伸展に伴い疼痛が最も強い肢位と最大圧痛部位を確認する（moving milking test）（図4）.

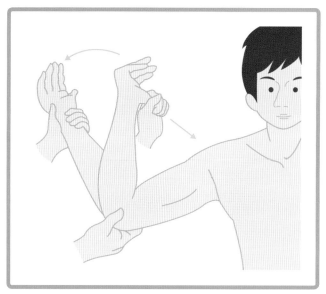

図4　Milking test（文献2より作図）

画像診断

単純X線撮影

　骨軟骨障害である野球肘の診断の際に，最初に行う画像検査である．一般的な肘関節2方向（正面・側面）に加え，45°屈曲位正面tangential view撮影を行う（図5）．成長期野球肘は骨端線未閉鎖の若年者の障害であるため，両側肘関節の撮影を行い，健側と比較することが重要である.

　上腕骨小頭離断性骨軟骨炎は小頭の前外側部（上腕骨骨軸に対し45～55°前方）に好発する．したがって，通常の正面像では病変が小頭後方の健常部と重なるため，骨軟骨の異常を見落としたり，また，病期判断を誤る可能性がある．それに対し，45°屈曲位正面tangential viewでは，X線入射方向が病変部の接線方向に近く，骨軟骨病変の描出に優れる．また，上腕骨内側上顆下端裂離骨折を発生する内側側副靭帯（前斜走線維）は，内側上顆下端の前方より起始する．したがって45°屈曲位正面tangential撮影は，内側上顆下端裂離骨折の病変部描出にも有用である（図6）.

CT

　MPRCT（multi planner reconstructive computed tomography）では冠状断，矢状断，前額断の撮影に加え3D

像の再構築が可能であり，骨病変を詳細に解析することができる．X線被曝の問題はあるが，特に上腕骨小頭離断性骨軟骨炎の病巣解析や遊離骨軟骨片の検出に優れる．手術適応の判断や術前評価のため，また，離断した骨軟骨片の癒合を確認するなど経過観察においても有用な画像検査である.

MRI

　骨や軟骨に加え，靭帯，腱などの軟部組織の評価に優れる．上腕骨小頭離断性骨軟骨炎においては病期，重症度の診断に有用である．形態学的評価には軟骨・軟骨仮骨，関節液の分離が可能なプロトン密度強調像，病変描出には水分が高信号を呈する脂肪抑制T2強調像，T2*強調像が有用である.

超音波

　侵襲なしに，軟骨下骨や軟骨の微細な損傷を描出可能である．携帯性に優れるのでスポーツの現場や検診においても利用され，初期病変の検出に有用である．また，超音波検査では，裂離骨片の不安定性や外反ストレス負荷時の肘関節外反動揺性を評価することもできる.

　一方，超音波検査の診断精度は検者の習熟度，技量に依存する．また，軟骨の軽微な病変を捉えることができるた

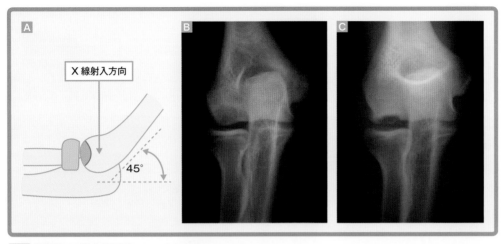

図5 肘関節45°屈曲位正面tangential view
A：前腕をカセッテ面に載せ，上腕をカセッテに対して45°の位置で撮影する．
B：通常の肘関節正面像．上腕骨小頭に透亮像を認める．
C：肘関節45°屈曲位正面tangential像．小頭中央の病巣が鮮明に描出される．

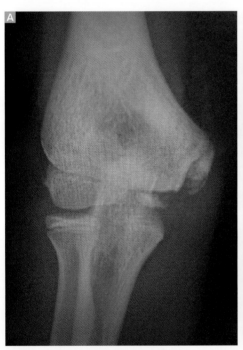
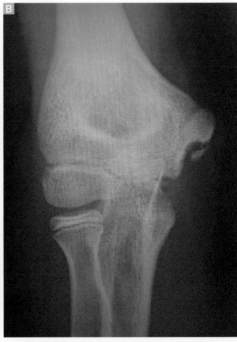

図6 上腕骨内側上顆下端裂離骨折のX線像
A：肘関節正面像．内側上顆下端に不整像を認める．
B：肘関節45°屈曲位正面tangential像．骨片の裂離が明らかである．

め初期病変の検出に優れるが，進行例の病態評価はCTやMRIなどを併せて施行する必要がある．

4. 早期診断のために

　野球肘は投球動作・投球擬似動作による反復ストレス，すなわち過負荷（overuse）によって発生する．他のスポーツ障害と同様に過負荷を避けること，そして病初期に障害を見つけ，適切な治療や運動指導により病期の進行を防止することが肝要である．特に，病初期から疼痛のため投球動作が障害されることが多い内側型野球肘（上腕骨内側上顆骨端離開・内側上顆下端裂離骨折，肘関節内側側副靱帯損傷など）と異なり，外側型野球肘である上腕骨小頭離断性骨軟骨炎は，病初期には肘関節違和感，軽度伸展制限な

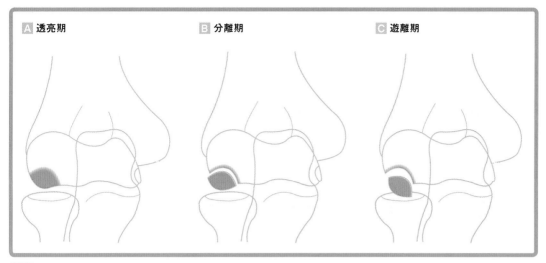

A 透亮期　　**B** 分離期　　**C** 遊離期

図7　上腕骨小頭離断性骨軟骨炎のX線像による三浪の分類（文献7より作図）

ど症状が比較的軽度であるため，医療機関への受診が遅れる傾向がある．

　医療機関を受診した患者に対しては，肘関節可動域制限などの身体所見の異常を見逃さず，さらに単純X線撮影などの画像検査で異常所見を的確に捉えることにより診断は可能である．とくに，MRIは初期病変を鋭敏に描出することができる．

　一方，医療機関を受診しないスポーツ少年・少女の障害を早期に見つけるため，全国でスポーツの現場に超音波器機を持ち込んでの野球肘検診が行われるようになった．その草分けは，1981年から徳島大学病院整形外科が中心となって行っている徳島野球肘検診である[5]．これまでに多くの野球肘患者を早期診断し，適切な治療により多くの少年少女を手術することなく治癒に導いている．この活動成果は学術的にも，また，地域に根ざした社会貢献活動としても高く評価されている．

　スポーツの現場や検診で，超音波検査が早期診断に有用であることに論をまたない．前述の通り，超音波検査による軟骨下の皮質ラインと海綿骨の評価により初期病変を検出することが可能であり，野球肘検診での早期診断に威力を発揮している．

5.　上腕骨小頭離断性骨軟骨炎

　本疾患名は1887年にKönigにより提唱されたが，実際には「炎症」ではないため「小頭部骨軟骨障害」とすべきという意見もある[6]．混乱を避けるため，本稿では日本整形外科学会用語集に準じ，上腕骨小頭離断性骨軟骨炎と記載する．

　腕橈関節への反復する外反ストレスによる軟骨下骨髄の壊死が発生し，2次的に関節軟骨の損傷，変性が発生するのが本障害の病態である．発症には患者の内的因子や受動喫煙，また成長期の小頭への血行動態の変化など種々の要因が関与する可能性が示唆されている．

　初期症状は投球時あるいは投球後の肘関節の違和感，腫脹，伸展制限であり，症状が比較的軽度である．したがって，内側上顆下端裂離や内側側副靱帯損傷などと異なり投球継続は可能であり，本障害は病期が進行してから医療機関を受診するケースが多い．進行例は肘関節外側部（小頭）の変形，関節外側部痛や引っかかり感，嵌頓症状，高度な関節可動域制限を呈する．

　初期病変であれば，投球禁止・局所安静により軟骨・軟骨下骨が修復される．進行例，保存療法無効例は，観血的治療が選択肢となる．観血的治療には，病巣部の摘出・掻爬，骨釘移植術，骨軟骨移植による関節形成術などある．

画像診断

単純X線撮影

　三浪は，X線所見による病期分類を報告した[7]（図7）．透亮期は，小頭に文字通り透亮像が見られるが，辺縁に硬

A 透亮期
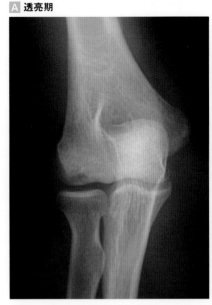

B 分離期
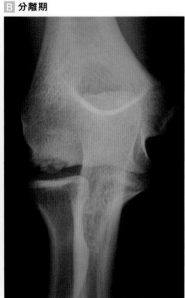

C 遊離期
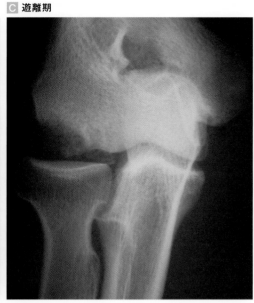

図8 上腕骨小頭離断性骨軟骨炎のX線像（三浪の分類）

化像はなく，初期の骨壊死像と考えられる（図8A）．分離期は，病巣部の軟骨下に骨化や骨硬化像が見られ，骨軟骨の損傷と修復が混在した状態と考えられる（図8B）．遊離期は，反復する外力により修復中の骨軟骨組織が脱落した状態と考えられる（図8C）．岩瀬らは，透亮期を外側型と中央型に，分離期を前期型（透亮部内に小骨化が出現）と後期型（硬化した母床と島状の骨化巣の間に隔離像）に，遊離期を巣内型（遊離体が母床の中にある）と巣外型（遊離体が母床の外にある）に分類している[8]．

また，X線正面像における病巣の局在により，小頭外側皮質に病巣が及ぶ外側型と，小頭中央部に病巣が限局する中央型に分類される（図9）．

CT

骨病変の位置・大きさを詳細に描出可能であることに加え，遊離体の存在確認に有用である（図10）．

MRI

脂肪抑制T2強調像では，骨髄，軟骨，軟骨下骨とも低信号に描出されるが，水が高信号を呈するため，骨髄浮腫を敏感に検出し病変の描出に有用である．また，関節液も高信号を呈するので，関節軟骨の変性や亀裂部への関節液の流入を観察できる（図11）．

超音波

肘関節深屈曲位での後方走査の長軸・短軸像で，軟骨下の皮質ラインと海綿骨を評価する．また，肘関節伸展／屈曲することにより病変部骨軟骨の不安定性を評価可能である．石崎分類では，上腕骨小頭離断性骨軟骨炎を超音波検査所見を以下の4パターンに分類している[9]（図12）．

Pattern S：病巣が軟骨下骨に見られる
Pattern I：病巣が軟骨下骨と海綿骨におよぶ
Pattern II：海綿骨の病巣が母床から剝がれているが軟骨　　　　　　に離断がない
Pattern III：病巣が母床から離断し関節内に遊離片として　　　　　　存在する

Pattern Sは初期病変や修復後，また，正常の成長過程でも見られる像である．Pattern Iは保存的治療で修復する可能性があり，Pattern II，IIIは観血的治療の適応と考えられる（図13）．

6. 内側上顆下端裂離骨折

内側側副靭帯（特に前斜走線維）の牽引により，上腕骨内側上顆下端の裂離骨折をきたした状態である．小学校高学年から中学1，2年生の学童，生徒が投球時の肘関節内側部痛を主訴に受診することが多い．しかし，受診時にX

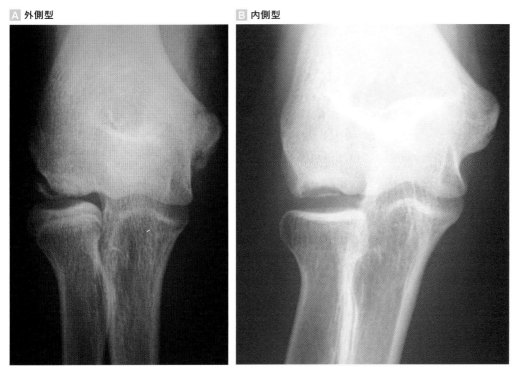

A 外側型　　　**B** 内側型

図9 上腕骨小頭離断性骨軟骨炎の病巣局在による分類（外側型／内側型）

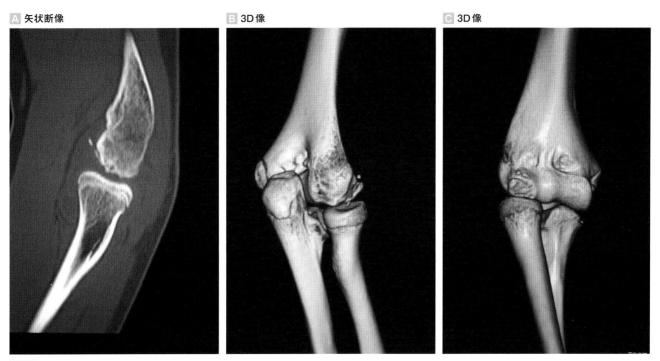

A 矢状断像　　　**B** 3D像　　　**C** 3D像

図10 上腕骨小頭離断性骨軟骨炎のCT像

A 脂肪抑制プロトン密度強調画像（冠状断）

B 脂肪抑制プロトン密度強調画像（矢状断）

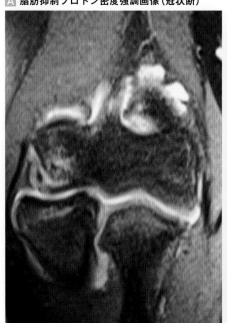
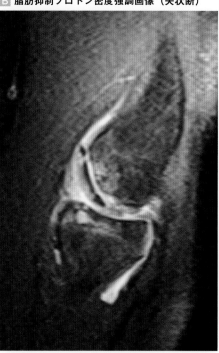

C T2*強調画像（冠状断）

D 脂肪抑制T2強調画像（矢状断）

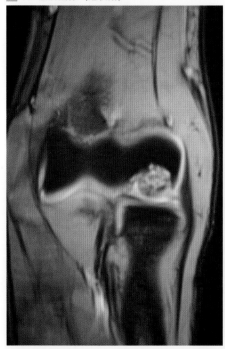
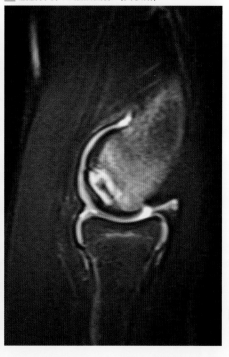

図11 上腕骨小頭離断性骨軟骨炎のMRI像
A，B：12歳，男児，野球歴4年，投手・内野手
C，D：13歳男児，野球歴5年，投手

線像で陳旧性と思われる丸い剝離骨片を認めることも多い．超音波検査によるフィールド調査では，前述の内側上顆骨端離開と内側上顆下端裂離骨折を併せた内側上顆障害が，小学高学年の野球少年少女の約40%に存在するという報告もある[10]．治療は原則として保存療法である．新鮮例では2〜4週間のギプス固定により圧痛などの臨床症状は消失するが，X線上の骨片癒合には2〜4か月を要することが多い．陳旧例でも保存的経過観察でスポーツ活動の継続は可能という報告もあり，観血的治療の適応は限定される．

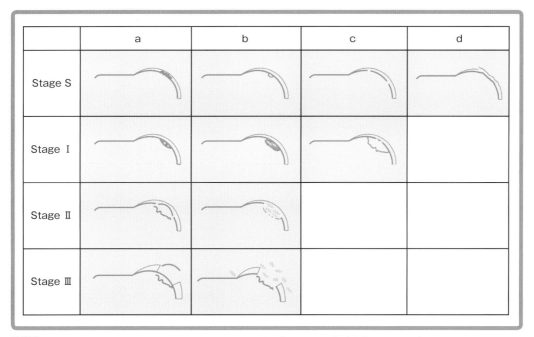

	a	b	c	d
Stage S				
Stage Ⅰ				
Stage Ⅱ				
Stage Ⅲ				

図12 超音波による上腕骨小頭離断性骨軟骨炎の病期分類（石﨑の分類）（文献9より作図）

Stageを4型に大分類し，さらに各々を細分類している．Stage Sは所見が軟骨下骨表層にとどまり，1回の検査では離断性骨軟骨炎の初期変化なのか修復過程なのか，あるいは修復完了後の遺残なのか判断はできない所見である．Stage Saは表面不整像のみ，Sbは小さな嚢胞状の変化を認めるもの，Scは表面の不連続像，Sdは軟骨下骨表層のラインの平坦化の所見を認めるものである．Stage Ⅰは異常が海綿骨組織におよぶ状態で，Stage Ⅰaは軟骨下骨不整像と海綿骨の低エコー不均質像，Ⅰcは軟骨下骨が不整か不連続で海綿骨無エコー均質，明瞭な分界層ライン像を認める，Ⅰbは下骨表層ラインは不整か不連続，海綿骨は無エコー，分界層ラインは不明瞭で範囲も狭い状態で，ⅠaとⅠcの中間である．修復過程または悪化・進行過程と考えらる．Stage Ⅱは皮質ラインが健常部の下骨表層ラインから逸脱しているが，軟骨層は保たれている状態である．障害部位が母床から分離しているが軟骨内にとどまった状態と考えられる．Stage Ⅱaは大きな1個の骨片像，Ⅱbは細かい複数の骨片像である．Stage Ⅲは下骨表層ラインと軟骨層ともに周囲より逸脱した状態で関節内遊離体存在を示唆する．Stage Ⅲaは大きな骨片1個，Ⅲbは細かい複数の骨片像である．

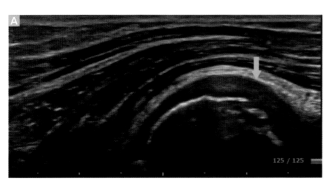

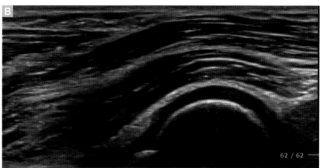

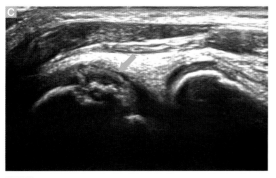

図13 上腕骨小頭離断性骨軟骨炎の超音波所見

A，B：12歳，男児．母床から分離している（矢印）が軟骨は保たれている．Stage Ⅱaである（A）．Bは健側である．
C：12歳，男児，投手．複数の骨片（矢印）を認める．Stage Ⅲbである．

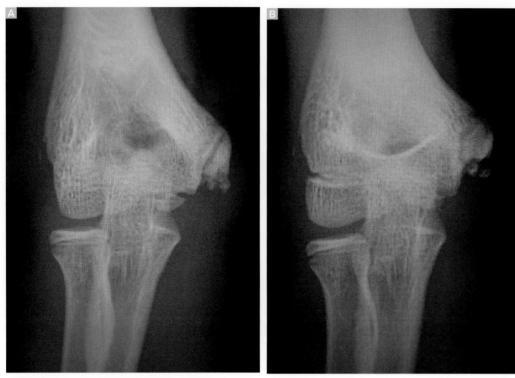

図14 上腕骨内側上顆下端裂離骨折のX線像
A：正面像で内側上顆下端の不整を認める.
B：45°屈曲位tangential像では小さな2つの骨片が描出されている.

画像診断

単純X線撮影

　裂離骨折は内側上顆の下端ではなく前下端に発生するため，通常の肘関節正面像では描出されにくい．肘関節屈曲45° tangential view撮影は不可欠である（図14）．しかし，裂離部が軟骨成分であるため，受傷直後にはX線像で剝離骨片が描出されない例もあることに注意が必要である．その場合，経過観察過程のX線写真で軟骨部分が骨化して描出されてくる．受傷機転や臨床症状から本裂離骨折を疑う場合には，患者本人と家族に病態を説明の上，delay X線撮影を行う．また，MRI，超音波検査ではこの時期であっても病変は検出される．

超音波

　野球肘検診で，内側上顆下端に異常所見を認める自験例を供覧する（図15）．
　渡辺らは，上腕骨内側上顆の内側側副靱帯前斜走線維付着部の骨形態を，以下のように分類している[11].

Type 1：正常
Type 2：AOLの内側上顆付着部の不鮮明像
Type 3：AOL付着部の内側上顆の分離・分節像
Type 4：AOL付着部の内側上顆の突出像

7. 上腕骨内側上顆骨端離開

　上腕骨内側上顆骨端離開は，投球動作・投球擬似動作による反復する屈曲回内筋群の牽引力に起因する内側上顆骨端線損傷であり，小学高学年から中学1，2年生での発生が多い．内側上顆下端裂離骨折と比較すると，1球の投球で急激に発症することが多く，より強い疼痛を訴える．
　治療は原則として保存療法であるが，大骨片で転位が大きい場合や骨端離開が大きい場合は手術が推奨される．

A 新鮮例

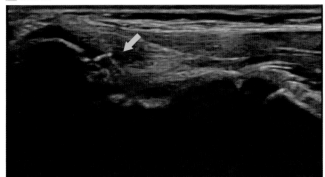

B 癒合傾向

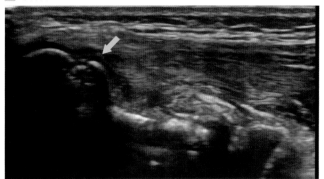

C 陳旧例（癒合済）

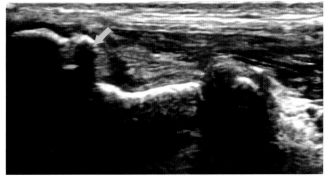

図15 上腕骨内側上顆下端裂離骨折の超音波所見
A：骨折新鮮例．骨片が裂離仕掛けている状態（矢印）である．
B：骨片が母床に癒合しかけている状態（矢印）と考えられる．
C：陳旧例．内側上顆下端の不整を認めるが（矢印），裂離した骨片が癒合した状態と考えられる．

画像診断

単純X線撮影

　両側肘関節の撮影を行い，健側と比較することは重要である（図16）．一般に，投球動作・投球擬似動作をするスポーツ少年・少女では，投球側の骨端線は非投球側と比べ早期に閉鎖する[12]．したがって，非投球側と比較して投球側の骨端線が開大している場合や，非投球側が閉鎖しているにもかかわらず投球側が閉鎖していない場合は異常と考えられる．

　単純X線上，剥離した骨片は屈曲回内筋に牽引され前下方に転位する．また，骨片は近位側あるいは内側に回転転位することが多い．通常はSalter Harris分類のI型損傷でapophysisのみが裂離するが，II型損傷となって小さな骨片を伴うこともある．また，転位が小さいために単純X線で判別しにくいことがある（図17）．

　上腕骨内側上顆骨端離開に対するX線分類はなく，上腕骨内側上顆骨折のWatson-Jones分類が使われる（図18）．

8. 肘関節内側側副靱帯損傷

　内側型野球肘の代表とも言うべき障害である．以前は変化球を多投が強く影響するとされたが，種々の生体工学研究により球種ではなく投球数が大きな影響を与える因子とされる[14]．内側側副靱帯の前斜走線維が損傷を受け，伊藤は自験例の72%が近位起始部損傷，前斜走線維全長あるいは体部損傷が21.5%，遠位停止部損傷が1.9%であったと報告している[14]．

　1回の外力による外傷性断裂と異なり，明らかな断裂を呈さないため診断を確定するのが難しいが，スポーツ歴や発症エピソードに加え，局所に限局する圧痛と誘発テスト（milking test）陽性，そしてMRI画像所見が陽性であれば本障害と診断する．超音波も早期発見のツールとして有効である．

　本障害は，通常日常生活には支障がなく，放置しても変形性関節症への進行は少ない．したがって，手術適応は保存療法無効例で競技レベルのスポーツを継続する患者に限られる．

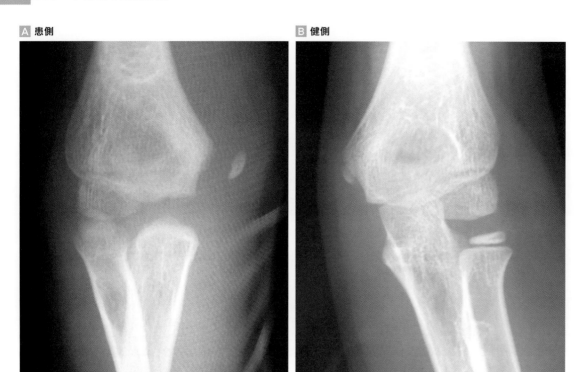

A 患側　　　B 健側

図16 上腕骨内側上顆骨端離開のＸ線像1
10歳，男児，投手．試合中に全力投球をした瞬間に激痛が生じ，以後は投球不能になった．
健側（B）と比較すると患側（A）は内側上顆核の位置異常が明らかである．Watson-Jones分類（後述図18）のtypeⅡである．

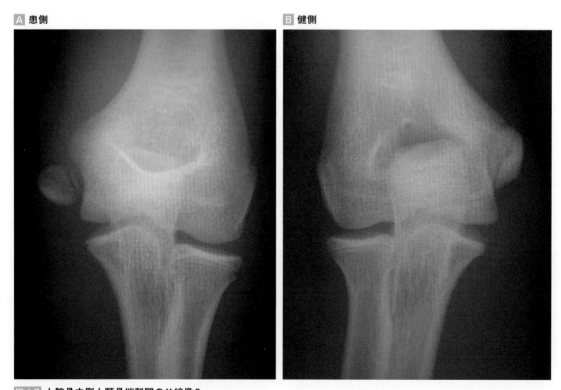

A 患側　　　B 健側

図17 上腕骨内側上顆骨端離開のＸ線像2
13歳，男児，投手．やはり試合中の一球の全力投球で発症した（A）．比較的転位が小さいが健側（B）と比較すると離開が分かりやすい．

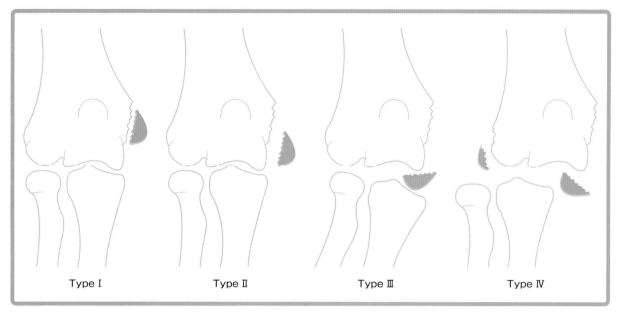

| | | | |
| Type I | Type II | Type III | Type IV |

図18 上腕骨内側上顆骨折のWatson-Jones分類（文献13より作図）
Type I：転位がほとんどない.
Type II：関節裂隙付近まで転位する.
Type III：関節裂隙に陥入する.
Type IV：関節裂隙に陥入し, かつ側方脱臼を伴うもの. 時に外側上顆骨折を伴う.

画像診断

MRI

靱帯の描出には, プロトン密度強調像, 脂肪抑制T2強調像, T2*強調像が有用である.（**図19**）.

超音波

肘内側側副靱帯損傷の超音波検査では, ①靱帯の内部エコーの低輝度化, ②靱帯の肥厚, ③剝離（内側上顆側 鉤状結節側）, ④外反ストレス時の関節裂隙の開大距離, などを確認する（**図20**）.

おわりに

代表的な野球肘（内側・外側障害）の診断, 特に画像診断について述べた. 野球肘を疑う症例に対して病巣をより描出しやすくする特殊なX線撮影法や, 各障害の病態に応じた鋭敏な検査法がある. また, 近年急速に普及した超音波検査は上腕骨小頭離断性骨軟骨炎などの初期病変検出に有効である.

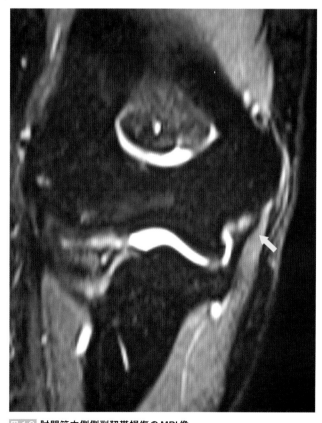

図19 肘関節内側側副靱帯損傷のMRI像
近位起始部（矢印）に高輝度変化を認める（損傷脂肪抑制プロトン密度強調画像／冠状断）.

A 患側　　B 健側

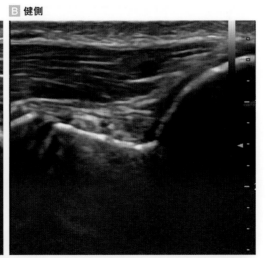

C

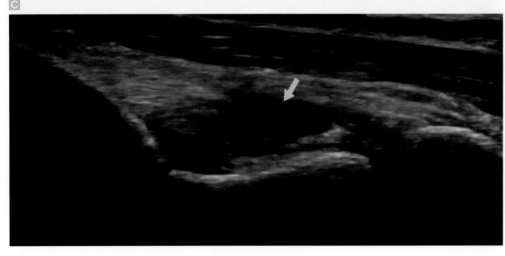

図20 肘関節内側側副靱帯損傷の超音波所見

A, B：17歳，男性．野球歴8年の投手．
　内側側副靱帯近位起始部に低エコー領域（矢印）を認める．
C：18歳，男性，投手．
　内側側副靱帯内部に低エコー領域（矢印）を認める．

　野球肘は，投球動作・投球擬似動作による過負荷によって生じるスポーツ障害である．したがって，過負荷にならない環境（投球制限など）を整えること，また，障害を早期に診断して適切な処置を行うことなどにより，その発生・進行を抑えることができる．障害によりスポーツ継続を断念せざるを得なくなる少年少女が1人でも少なくなることが，われわれスポーツ外傷・障害の診療に携わる医師の願いである．

　レジデントの皆さんが本稿の知見を頭の片隅に留めていただき，スポーツ障害の診察の際の一助にしていただければ著者にとって望外の喜びである．

参考・引用文献

1）佐藤和毅・岩本卓士・松村　昇，ほか【肘周辺骨折の治療】成人骨折 上腕骨内側上顆骨折．MB Orthopaedics. 26: 39-46, 2013.

2）伊藤恵康：肘関節のスポーツ障害．肘関節外科の実際．伊藤恵康編，南江堂．東京．pp215-221, 2011.

3）Brogdon BG, Crow NE: Little leaguer's elbow. Am J Roentgenol Radium Ther Nucl Med. 83: 671-675, 1960.

4）伊藤恵康：スポーツ障害の病態と治療．肘関節外科の実際．伊藤恵康編，南江堂．東京．pp222-227, 2011.

5）松浦哲也：検診の意義と具体的方法．肘実践講座 よく分かる野球肘 離断性骨軟骨炎．岩瀬毅信ほか編，全日本病院出版会．東京．pp236-248, 2013.

6）König F: Uber freie Körper in den Gelenken. Deutsche Zeitschr Chir. 27: 90-109, 1888.

7）佐藤和毅：整形外科専門医になるための診療スタンダード2 上肢．第3章 上腕・肘・前腕，8上腕骨小頭離断性骨軟骨炎．戸山芳昭，大谷俊郎監修，池上博泰，佐藤和毅編，羊土社．東京．pp178-185, 2011.

8) 柏口新二：上腕骨小頭障害の保存療法．MB Orthop. 10: 67-74, 1997.

9) 石崎一穂：エコー検査の意義と実際．肘実践講座 よく分かる野球肘 離断性骨軟骨炎．岩瀬毅信ほか編，全日本病院出版会．東京．pp93-117, 2013.

10) 松浦哲也，柏口新二，岩瀬毅信，ほか：少年野球選手における投球肘障害の実態．日整外スポーツ医学会誌．27: s70, 2007.

11) 渡辺千聡：超音波検査による上腕骨内側上顆の分節像と肘関節外反動揺性との関係．日肘会誌．16: 80-82, 2009.

12) 水町四郎：スポーツの医学的効用と障害．外科．21: 1020-1023, 1959.

13) 伊藤恵康：上腕骨内側上顆骨折．骨折・脱臼．冨士川恭輔ほか編，第2版，南山堂．東京．pp337-341, 2005.

14) 伊藤恵康：肘関節のスポーツ障害．内側[尺側]側副靱帯損傷．伊藤恵康編，南江堂．東京．pp228-242, 2011.

Profile

佐藤和毅（さとう かずき）
慶應義塾大学医学部 スポーツ医学総合センター 教授
1963年生まれ．1989年 慶應義塾大学医学部 卒業．2003年 慶應義塾大学 助手．2009年慶應義塾大学 専任講師．2016年慶應義塾大学 准教授（医学部整形外科学）．2019年より現職．

岩本 航（いわもと わたる）
江戸川病院 スポーツ医学科 部長
1978年生まれ．2004年 関西医科大学医学部 卒業．2006年 豊見城中央病院．2011年 慶應義塾大学スポーツ医学総合センター 助教．2012年 船橋整形外科 肩・肘関節センター．2013年 新東京病院スポーツ関節センター センター長．2015年 東邦大学医学部医学科 客員講師．2015年より現職．

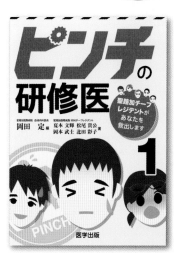

9

腰椎分離症の画像診断と鑑別疾患

森本雅俊[1]，酒井紀典[2]

1) 徳島大学大学院医歯薬学研究部 地域運動器・スポーツ医学分野 特任助教
2) 徳島大学大学院医歯薬学研究部 地域運動器・スポーツ医学分野 特任教授

Point **1** 腰椎分離症の症状を説明できる.

Point **2** 腰椎分離症の病期を説明できる.

Point **3** 画像所見，とくに CT と MRI 画像の特徴を説明できる.

Point **4** 鑑別疾患をあげられる.

はじめに

　腰椎分離症は，腰椎椎弓峡部の疲労骨折である（図1）. 男性で約8%，女性で約4%程度発生し，その頻度はスポーツ選手に多いことが知られている[1]. 腰痛の原因となり，重症の場合にはパフォーマンスを十分に発揮することができなくなったり，スポーツの種類の変更や，スポーツ競技継続が困難になることもある. 腰椎分離症は，早期診断ができれば大半の症例では骨癒合が期待できる. この点から，早期診断がきわめて重要な疾患であると考えられる. 本疾患の診断に問診や身体診察が重要なことはいうまでもないが，画像診断を抜きに本疾患の診断は困難である. 後述するが，早期診断のためには単純X線写真のみでは不十分であり，CTやMRI検査を適切に使用する必要がある.

　本稿では，発育期の腰痛の主な原因となる腰椎分離症の早期診断を行えるようになることを目的とし，画像所見を中心に解説する.

1. 原因と病態

　脊椎は，主に体幹の体重を支えている椎体（前方の部分）と，各椎骨の後部脊柱では上下に隣接する椎骨ごとに左右一対ずつの椎間関節を形成している. 腰椎分離症は，この椎体と椎間関節の間の腰椎椎弓峡部（腰椎椎弓を構成する上・下関節突起の間）に発生する疲労骨折と考えられている. 好発年齢は10〜15歳である. 著者らが成人の日本人のCT画像を用いた有病率の調査では，男性で約8%，女性で約4%程度であった[1]. 体幹の伸展・回旋運動を繰り返すスポーツでは，その発生頻度は増加する. ダイビングで35.4%，クリケットで32.0%，野球/ソフトボールで26.9%の発生頻度があったとの報告がある[2]. さらに進行すると，分離した椎体と椎弓はそれぞれ安定性を失い，椎体は前方へ滑り出すことがある. この状態を，腰椎分離すべり症と呼ぶ.

　症状は，腰痛が主であるが，下肢痛や下肢のはりを訴えることもある. とくに，腰部を伸展したときに腰痛を生じることが多い. 腰椎分離症はスポーツ選手に発生すること

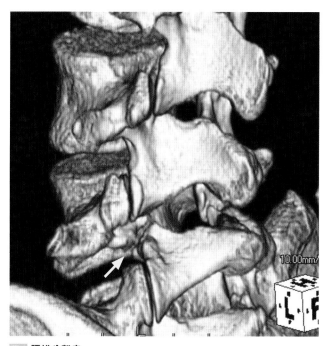

図1 腰椎分離症
第5腰椎の椎弓峡部に発生した，両側分離症（矢印）．

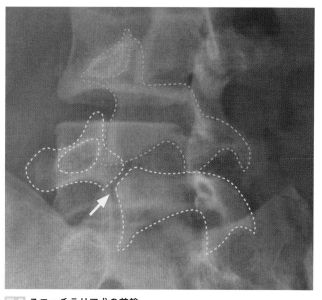

図2 スコッチテリア犬の首輪
第4腰椎には骨折線がみられていない．横突起，椎弓根や椎弓の周囲をなぞっていくと，犬のような形をしている．しかし，第5腰椎には分離症がみられており（矢印），犬の首の部分で骨折し首輪をしているようにみえることから，"スコッチテリア犬の首輪"と名付けられた．

が多いため，腰痛が原因で競技成績が低下することや，競技継続が困難となることもある．

治療は，疼痛が高度で，慢性の経過をたどり，日常生活やスポーツ活動に支障がある場合には，手術加療を行うこともあるが，多くはコルセットを着用しスポーツ活動の制限による保存的療法が中心である．著者らの調査では，分離症のCTおよびMRIを用いた病期による骨癒合率は，初期で86.7％，終末期では0％であった[3]．さらに，後述するが，進行期をMRIのShort inversion time inversion recovery（SITR）像でhigh signalがみられる群とみられない群に分け骨癒合率を評価すると，進行期〔STIR：high signal（＋）〕群は60.0％であったが，進行期〔STIR：high signal（−）〕群は0％であった．また，二分脊椎を有する群では骨癒合率が低かったり，L5発生に比べL4発生の分離症のほうが骨癒合率は高いといった報告もあり，病期以外にも骨癒合率に影響を及ぼしている因子は複数ある[4]．これまでの研究で多くのことがわかってきたものの，骨癒合に影響を及ぼす因子はまだあると考えられ，今後の研究に期待したい．

2. 画像所見

単純X線

教科書的には，単純X線写真の斜位像での『スコッチテリア犬の首輪』サインが有名である（図2）．これはMillard Lが1976年に発表したものであり，腰椎分離症の骨折線が犬の首輪のように見えることから名づけられた．しかしながら，この画像所見は，終末期の偽関節となり完全に分離した場合にみられるサインと考えられる．Hair lineとしてしかうつらない初期の腰椎分離症でもこのスコッチテリアの首輪サインが検出に有用であるか疑問であった．そのため著者らは，単純X線写真のみで，どの程度腰椎分離症を診断できるか，retrospectiveに調査した．その結果は，終末期まで進行した分離症は100％診断可能であったが，初期で22.7％，進行期で79.2％であった[5]．この結果からも，腰椎分離症の初期を単純X線写真のみで診断することには限界があり，臨床症状から腰椎分離症を強く疑う場合には，CTやMRIを施行する必要があ

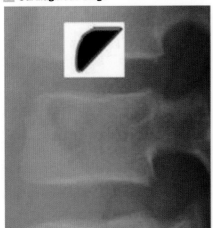

A Cartilaginous stage

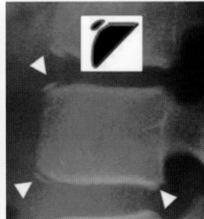

B Apophyseal stage

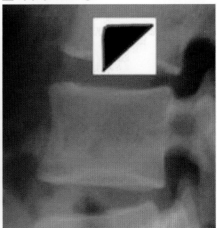

C Epiphyseal stage

図3 終板軟骨の骨化時期の評価（文献6から引用）
A：二次骨化中心が出現する前の成長軟骨だけの時期．
B：二次骨化中心が出現してくる時期．
C：骨端軟骨板が閉鎖した時期．

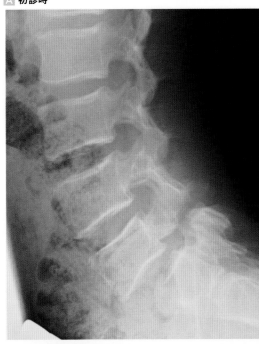

A 初診時

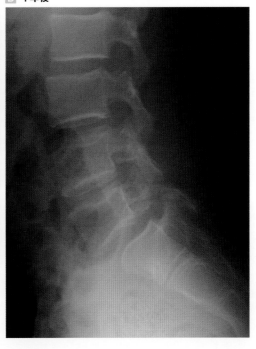

B 1年後

図4 単純X線側面像
初診時はすべり症はわずかで
あったが，経過フォロー中にす
べり症が悪化した．

ると考える．初期分離症の診断には，単純X線写真では不十分であるが，側彎症や骨折といった他の腰椎疾患との鑑別や分離すべり症の進行の評価には有用と考えている．なお，分離すべり症の進行の評価を行うべき時期は，腰椎の終板軟骨の骨化の程度をみて決めることができる．終板軟骨は骨化の程度によって，単純X線写真で見え方が異なってくる[6]（図3）．この終板軟骨は成長軟骨であるため，幼少期は単純X線写真では透過して骨性成分が見えてこない（Cartilaginous stage：C期）．しかし，成長とともに一部骨の形成がみられ（Apophyseal stage：A期），最終的に骨で置換されていく（Epiphyseal stage：E期）．分離すべり症は，A期に生じやすいことが知られており，この時期はとくに注意してフォローしていく必要がある．図4に示すように，初診時においては，ほとんど前方すべりはみら

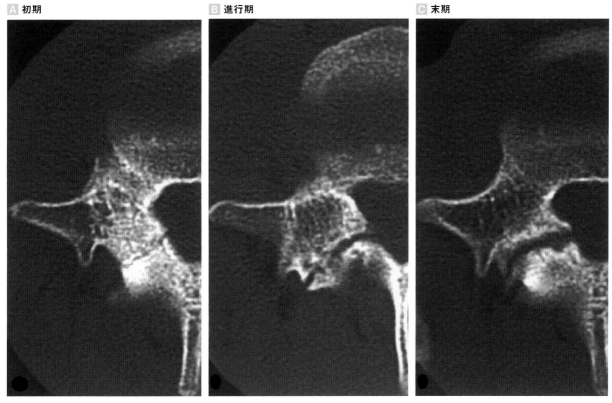

A 初期　　　　**B 進行期**　　　　**C 末期**

図5 腰椎分離症のCT画像での病期分類（文献7より引用改変）

れていなかったが，1年後のフォローでは分離すべり症が進行していた．この患者はA期であり，まだフォローすべき患者であるといえる．このように，著者らは分離症を疑った初診時や，再診時の分離すべり症のフォローの場合には，単純X線写真を撮影するようにしている．

単純CT

　腰椎分離症は，さまざまな椎弓の部位に骨折線が生じるといわれる[7]．その骨折線がどこに生じているのか，どの程度骨折部が離間しているのか，硬化像がみられているのかなどを評価することにおいては，単純CT検査は優れている．

　著者らのグループは，CT画像の所見から，分離症をstage分類（初期，進行期，終末期）した[8]．最近は，SYNAPSE VINCENTやAquarius NETといった3次元画像解析システムの普及により，撮影したCT画像を自由な断面で再構成できるようになったが，このような画像シス

テムが広く普及する前に発表したもので，椎弓の傾きに合わせたスライス像を作成し，診断や予後予測に用いていた（図5）[8]．

> 初期：部分的骨透亮像やhair line様の亀裂が認められるもの
> 進行期：明瞭な亀裂を伴うが分離部周囲の骨硬化は認めないもの
> 終末期：分離部周囲に骨硬化がみられる，いわゆる偽関節像を呈するもの

　また，疲労骨折による骨吸収は，関節突起間の椎弓腹尾側から発生することがわかっており，関節突起間部に合わせたsagittal viewが有用である（図6）．このように，近年多くの施設で利用できるようになった3次元画像解析システムをうまく活用し，さまざまな方向のCT画像を注意深く観察することで，微細な骨折線や骨吸収像を同定でき，分離症の見落としの予防や，早期診断に役立つと考えている．

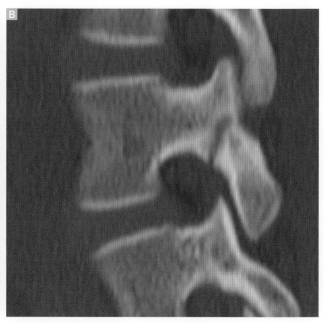

図6　腰椎分離症の骨折線の生じ方症
尾側から骨折線（矢印）が生じる．尾側から頭側にむけて，骨折線（矢頭）が広がっていく．

前述してきた通り，CT画像は，単純X線検査より早期診断に有用なツールであることは間違いないが，放射線の被ばくには十分に注意する必要がある．とくに，腰椎分離症は，発育期に発生することが多く，成人と比べなおさら注意するべきである．初診時の，他疾患との鑑別を要する場合，また罹患椎体がわかっていない場合に，正確な診断を行うために全腰椎CTは必要と考えるが，診断がついた後は本当にCT検査が必要かを考え，骨癒合の評価のためにCT検査が必要であるなら罹患椎体のみの撮影とし，被ばく量を十分抑える努力が必要である．

単純MRI

MRI検査の普及に伴い，疲労骨折の早期診断が可能となった．単純X線写真やCT画像では骨折線が指摘しにくい場合でも，MRIでは骨折部周辺の骨髄浮腫像として指摘できるようになった．これは，分離症に限ったことではなく，長管骨などのほかの部位においても，同様の現象をとらえることができる[9]．この状態は骨折部の出血や炎症による骨髄浮腫が生じており，それをMRIがとらえているものと考える．とくにShort inversion time inversion

recovery（SITR）像が有用であると考えている．そして，著者らのグループは，CT画像では骨折線を見つけることはできないが，MRIでのみ分離症を診断できるstageのことを超初期として報告した[10]．

また，以前著者らのグループは，CT所見で同じ進行期でもMRIのSTIRで骨髄浮腫がみられる分離症と，そうでない分離症では，骨癒合率に違いがあることを報告した（図7）[11]．骨髄浮腫がみられる群では骨癒合率が高かったが，骨髄浮腫がみられなかった群では骨癒合率が低かった．これらのことから，このMRI所見は骨癒合のためのポテンシャルを測る材料になりうる．

3. 鑑別疾患

発育期に腰椎分離症以外に腰痛を呈する代表的な疾患として，腰椎椎間板ヘルニアや終板輪骨折がある．これらは腰椎分離症と画像所見は異なるものの，腰痛を生じる部位が似ており，臨床の現場では鑑別疾患として考えておかなければならない．そして，この2つの疾患に比べると，発生頻度は多くないものの，類骨骨種や骨嚢腫などの腫瘍性疾患は，MRIで本疾患と同じように椎弓根部の輝度変化

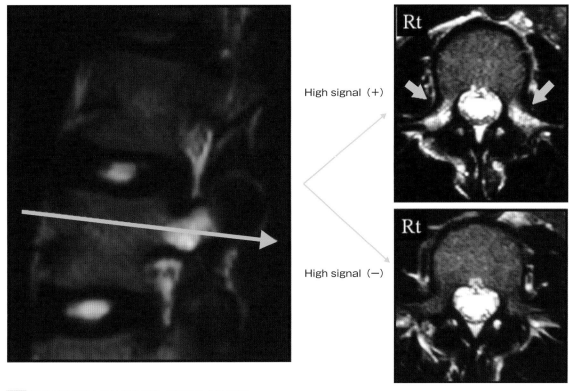

High signal（＋）

High signal（－）

図7 腰椎分離症におけるMRI画像（文献10より引用）

を呈することもあり，鑑別疾患としてあげられる．これらの疾患は，それぞれ以下に詳細を記載するが，いずれにしても1つの画像所見のみに頼るのではなく，身体所見や既往歴，また他の画像所見とも照らし合わせ，総合的に診断することが重要である．

腰椎椎間板ヘルニア

椎体と椎体の間には，椎間板が存在している．その構造は，中心はゼリー状の髄核があり，その周辺は線維（線維輪）で層状に覆われている．脊椎にかかる負担をやわらげるクッションの役割をすると同時に，脊椎が動くことを可能にしている．腰椎椎間板ヘルニアは，腰髄核というゲル状の組織が，後方に突出や脱出した状態である（図8）．その発生高位は，L4/5が最も多く，次にL5/Sである．腰椎分離症はL5に生じやすいことからも，腰痛部位は似ており注意が必要である．また，両者とも単純X線写真のみでの診断は困難なことが多いため，鑑別にはMRI検査が有用であると考える．

終板輪骨折

幼少期は椎体の終板周囲は成長軟骨であるが，思春期を迎えると一部骨化がみられる．この骨化と軟骨が介在する時期は，力学的に脆弱な時期であり，終板の環状骨端が椎体から剝がれることがある（図9）．この状態を終板輪骨折と呼び，時には，骨端が脊柱管内に突出することもある．著者らが調査した結果では，終板障害の発生はL5/SおよびL4/5が多かった．これは腰椎分離症の好発部位と似ており，症状のみでの鑑別は困難と考える．また単純X線写真のみでは両者とも診断が困難であり，CT検査やMRI検査が有用と考える．

腫瘍性疾患

類骨骨腫（図10）

夜になると痛みを訴える，いわゆる夜間痛を特徴とした良性腫瘍である．10〜20代が大半を占める．大腿骨や脛骨・腓骨などの下肢骨が多くを占めるが，脊椎発生が20

A MRI T2 sagittal像

B MRI T2 axial像

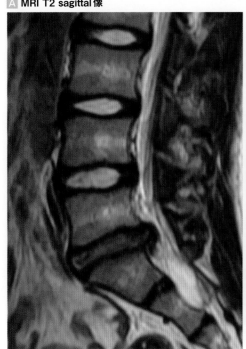
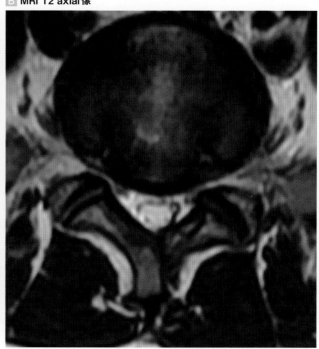

図8 L5/S腰椎椎間板ヘルニア

～30％あるといわれている．消炎鎮痛剤がよく効くが，腫瘍摘出をしないと治癒しない．

X線写真では，明らかな反応性骨硬化像に囲まれた，透明な病巣がみられる．その中央には，nidusと呼ばれる，小円形の骨硬化像が存在しているのが特徴である．脊椎発生の場合，脊椎の後方要素（椎弓や椎弓根）の発生が多いといわれている．血液検査では，まれに赤沈の亢進，CRP値の上昇など，炎症を疑わせる検査値の異常がみられることがある．

我々が経験した類骨骨腫は胸椎発生のものであったが，腰椎の発生例の報告も多くみられる[12]．

骨巨細胞腫（図11）

類円形の単核腫瘍細胞と，散在する大型の破骨細胞様巨細胞からなる腫瘍である．骨巨細胞腫の好発年齢は20～40代で，悪性骨巨細胞腫はこれより10歳ほど高いといわれている．好発部位は，大腿骨遠位，脛骨近位であるが，時に脊椎にも発生することがある．

X線写真で，骨皮質の破壊・菲薄化と膨隆や石鹸泡状陰影（soap bubble appearance）がみられる．

我々は，第5腰椎分離症に発生した症例を経験したことがある．

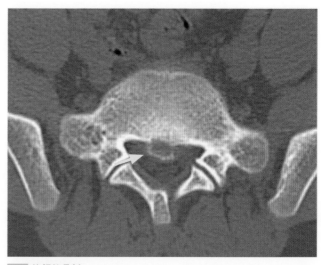

図9 終板輪骨折
終板の環状骨端が椎体から剥がれている（矢印）状態．

骨転移

成人発生の分離症は多くはないが，みられることがある[13]．成人で最も多い腫瘍性疾患は，骨転移であろう．椎弓根は好発部位であり，分離症との鑑別も必要であろう．

A CT axial 像　　**B** MRI T2 sagittal 像　　**C** MRI T2 sagittal 像

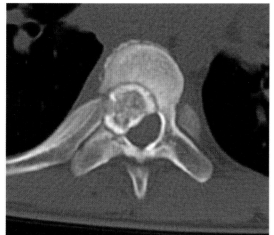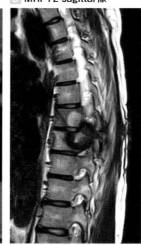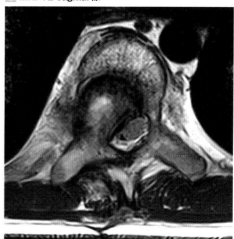

図10 類骨骨腫
第8胸椎に発生した類骨骨腫.

A CT axial 像　　　　　　　　　　**B** MRI T2 axial 像

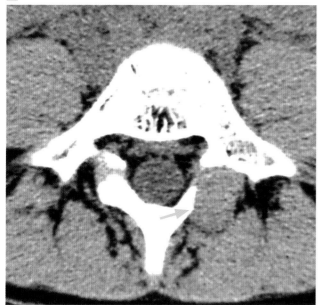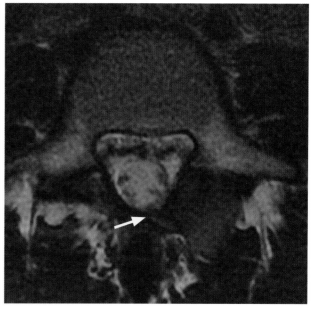

図11 骨巨細胞腫
L5分離症に発生した, 骨巨細胞腫（矢印）.

おわりに

　腰椎分離症は, 子どもの腰痛で必ず鑑別にあげないといけない疾患である. 2週間以上続く腰痛の場合, 約半数の患者で腰椎分離症を有していたとの報告もある. 早期診断・早期治療が, この腰椎分離症の治療成績を高めることは本稿で記載した通りである. 適切な画像検査で, ポイントを押さえて読影をすれば, 比較的容易に診断が可能である.

参考・引用文献

1) Sakai T, Sairyo K, Takao S, *et al.*: Incidence of lumbar spondylolysis in the general population in Japan based on multidetector computed tomography scans from two thousand subjects. *Spine* (Phila Pa 1976), 34: 2346-2350, 2009.

2) Isobe Y: [Pharmacodynamic study of the in vitro clonogenic assay--with reference to dose levels]. *Nihon Geka Gakkai Zasshi*, 89: 1594-1602, 1988.

3) Sairyo K, Sakai T, Yasui N: Conservative treatment of lumbar spondylolysis in childhood and adolescence: the radiological signs which predict healing. *J Bone Joint Surg Br*, 91: 206-209, 2009.

4) 井開美波・小山智士・藤岡宏幸, ほか：成長期腰椎分離症の骨癒合不全に至る要因の検討. 日本臨床スポーツ医学会誌, 27: 458-465, 2019.

5) Morimoto M, Sakai T, Goto T, *et al.*: Is the Scotty Dog Sign Adequate for Diagnosis of Fractures in Pediatric Patients with Lumbar Spondylolysis? *Spine Surg Relat Res*, 3: 49-53, 2019.

6) Uraoka H, Higashino K, Morimoto M, *et al.*: Study of lesions of the lumbar endplate based on the stage of maturation of the lumbar vertebral body: the relationship between skeletal maturity and chronological age. *Eur J Orthop Surg Traumatol*, 28: 183-187, 2018.

7) Manabe H, Sugiura K, Ishihama Y, *et al.*: Imaging Features of Non-Isthmic Spondylolysis: A Case Report. *Spine Surg Relat Res*, 4: 187-189, 2020.

8) Fujii K, Katoh S, Siryo K, *et al.*: Union of defects in the pars interarticularis of the lumbar spine in children and adolescents. The radiological outcome after conservative treatment. *J Bone Joint Surg Br*, 86: 225-231, 2004.

9) Seong YJ, Shin JK, Park WR: Early detected femoral neck insufficiency fracture in a patient treated with long-term bisphosphonate therapy for osteoporosis: A need for MRI. *Int J Surg Case Rep*, 70: 213-215, 2020.

10) Sakai T, Sairyo K, Mima S, *et al.*: Significance of magnetic resonance imaging signal change in the pedicle in the management of pediatric lumbar spondylolysis. *Spine* (Phila Pa 1976), 35: E641-E645, 2010.

11) Sairyo K, Katoh S, Takata Y, *et al.*: MRI signal changes of the pedicle as an indicator for early diagnosis of spondylolysis in children and adolescents: a clinical and biomechanical study. *Spine* (Phila Pa 1976), 31: 206-211, 2006.

12) Zhang H, Niu X, Wang B, *et al.*: Scoliosis secondary to lumbar osteoid osteoma: A case report of delayed diagnosis and literature review. *Medicine* (Baltimore), 95: e5362, 2016.

13) Tezuka F, Sairyo K, Sakai T, *et al.*: Etiology of Adult-onset Stress Fracture in the Lumbar Spine. *Clin Spine Surg*, 30: E233-E238, 2017.

Profile

森本雅俊（もりもと まさとし）
徳島大学大学院医歯薬学研究部 地域運動器・スポーツ医学分野 特任助教
1983年生まれ. 2008年 徳島大学医学部 卒業. 2010年 徳島大学整形外科. 2019年 学位取得（医学博士）. 2020年より現職.

酒井紀典（さかい としのり）
徳島大学大学院医歯薬学研究部 地域運動器・スポーツ医学分野 特任教授
1997年 徳島大学医学部 卒業. 2007年 徳島大学 助教. 2010年 米国University of California, Irvine 留学. 2014年 徳島大学 講師. 2017年 徳島大学 准教授. 2020年より現職.

10 膝伸展機構のスポーツ障害の画像診断と鑑別疾患

中瀬順介[1]，土屋弘行[2]

1) 金沢大学大学院 整形外科 助教
2) 金沢大学大学院 整形外科 教授

Point **1** 小児と成人の膝伸展機構の解剖の違いを説明できる.

Point **2** 膝伸展機構のスポーツ障害の好発年齢と鑑別診断を挙げられる.

Point **3** 膝伸展機構のスポーツ障害の身体所見と画像所見を説明できる.

はじめに

ヒト膝伸展機構は立位保持や二足歩行に欠かせない構造で，大腿四頭筋の筋力を効率よく脛骨に伝えている[1]．膝伸展機構は下前腸骨棘に始まり，大腿四頭筋，大腿骨，大腿四頭筋腱，膝蓋骨，膝蓋腱，脛骨で構成されている．大腿四頭筋は人体最大の骨格筋で，大腿骨は人体最長の長管骨で，脛骨は2番目に長い長管骨である．さらに，膝蓋骨は人体最大の種子骨であり，膝伸展機構のレバーアームを増やす役割をしている（図1）[2]．

膝伸展機構は，大腿四頭筋の遠心性収縮時（ジャンプの着地時や踏み込み時）に大きな力を発揮する．繰り返しの刺激により膝伸展機構の中で力学的に脆弱な部分に障害が発生し，小児では骨端核に，成人では腱骨移行部にスポーツ障害が発生しやすい．小児ではSinding Larsen-Johansson病，Osgood-Schlatter病，有痛性分裂膝蓋骨が問題となり，成人では膝蓋腱症や大腿四頭筋腱症が問題となる．その他の膝伸展機構に発生するスポーツ障害には，疲労骨折と膝前方部滑液包炎などが挙げられる．疲労骨折については別項で記載されているため，本稿では膝前方部滑液包炎について記載する．

1. 膝伸展機構のみかた（小児と成人の違い）

膝伸展機構のスポーツ障害には好発年齢があり，骨端核出現時期と骨端軟骨閉鎖時期が関係している．膝蓋骨には3〜5歳で骨端核が出現する．そのため，それ以前の小児では単純X線像で膝蓋骨を観察することはできない．一方，MRIでは軟骨成分の膝蓋骨を確認することができる（図2）．膝伸展機構障害に限ったことではないが，小児の診察時には成長の個人差のみならず，性差も念頭において診察を進めていく必要がある．女児は男児に比べ骨の成熟が約2年早く（図3，図4），膝伸展機構スポーツ障害の好発年齢も異なってくる．

小児の膝伸展機構スポーツ障害では，多くの場合で最も力学的に脆弱な骨端核が原因となる．Sinding Larsen-

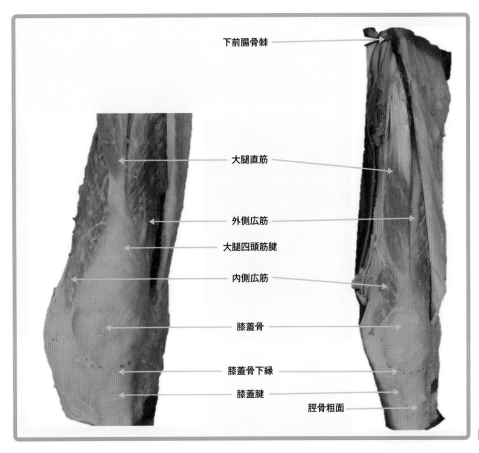

下前腸骨棘

大腿直筋

外側広筋

大腿四頭筋腱

内側広筋

膝蓋骨

膝蓋骨下縁

膝蓋腱

脛骨粗面

図1 膝伸展機構の解剖（左膝）

A 正面像　　　B 側面像　　　C 矢状断像T2強調像

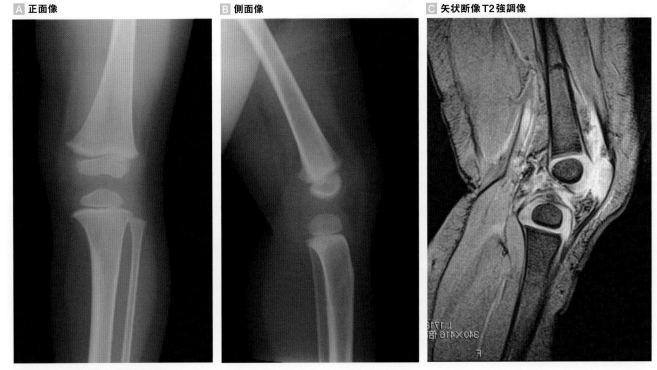

図2 2歳．左膝単純X線像とMRI
膝蓋骨が骨化していないため，単純X線像では観察できない．

A 正面像　　　B 側面像

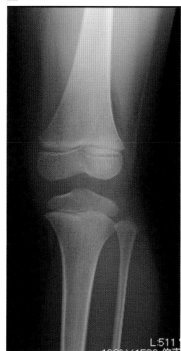
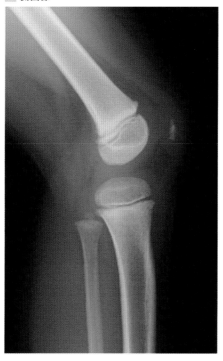

図3　6歳, 男児. 左膝単純X線像
側面像で小さな骨端核を確認できる.

A 正面像　　　B 側面像

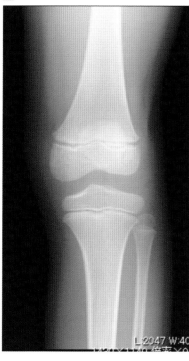
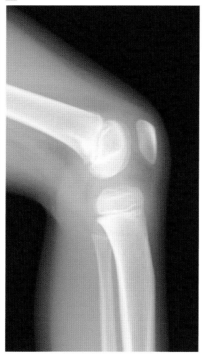

図4　6歳, 女児. 左膝単純X線像

Johansson病は男児で10歳前後に, 女児では8歳前後の膝蓋骨下端の骨端核に発症するが, 骨端症の発生にはある程度の下肢筋力が必要となるため, 女児の発生は少ない. 脛骨粗面の骨端症であるOsgood-Schlatter病は男児で12歳前後に, 女児では10歳前後に発症するが, 前述の理由により患児の多くは男児である. 膝蓋骨は12〜14歳ごろに上外側の骨端核が最後に癒合するため, 有痛性分裂膝蓋骨は12〜14歳ごろの男児に発症することが多い. 一方, 膝

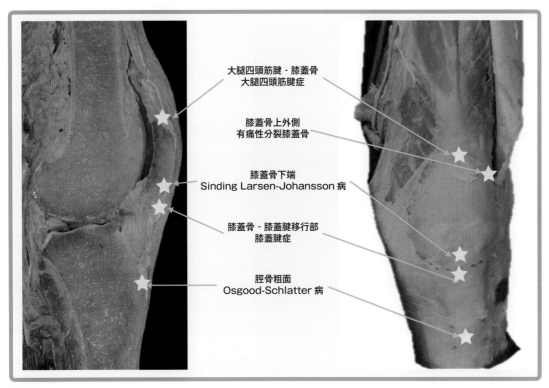

大腿四頭筋腱 - 膝蓋骨
大腿四頭筋腱症

膝蓋骨上外側
有痛性分裂膝蓋骨

膝蓋骨下端
Sinding Larsen-Johansson 病

膝蓋骨 - 膝蓋腱移行部
膝蓋腱症

脛骨粗面
Osgood-Schlatter 病

図5 各疾患の圧痛部位（左膝）

蓋骨と脛骨粗面の骨化が完了した成人では，腱骨移行部が力学的に最も脆弱となり，大腿四頭筋腱－膝蓋骨，膝蓋骨－膝蓋腱が病変部となる．膝伸展機構のスポーツ障害の多くは，問診と身体所見により診断でき，**図5**で示す圧痛部位を丁寧に確認することが重要である．

2. 小児の膝伸展機構障害

Sinding Larsen-Johansson病

症例1　10歳　男児

〔主訴〕左膝前方部痛

〔既往歴〕特記事項なし

〔現病歴〕2週間前から，ボールを蹴るときとサッカーの練習後に左膝前方部痛を訴え受診した．明らかな外傷歴はなかった．

〔身体所見〕膝蓋骨下極に圧痛を認めたが，膝関節水腫や可動域制限はなかった．運動時および運動後に疼痛を認めるが，安静により症状は軽快した．

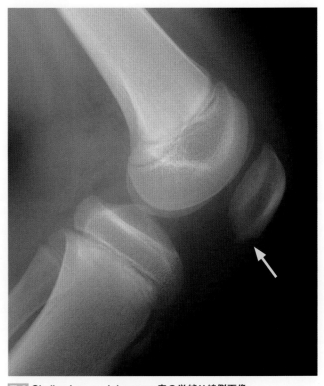

図6 Sinding Larsen-Johansson病の単純X線側面像
膝蓋骨の下端に不整像を認める（矢印）．

A 長軸像

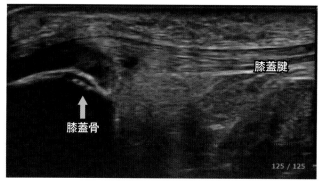

膝蓋腱

↑
膝蓋骨

125 / 125

B 短軸像

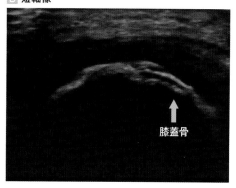

↑
膝蓋骨

図7 Sinding Larsen-Johansson病の超音波所見像
膝蓋骨下端の不整像（矢印）.

A 11歳，男児

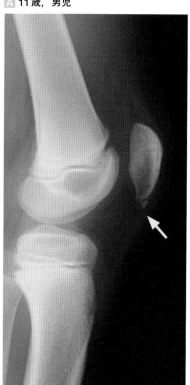

B 12歳，男児

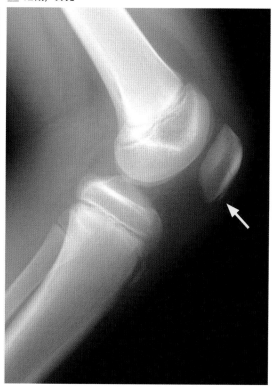

図8 無症状の膝蓋骨不整像
いずれも膝蓋骨下端には自覚的，他覚的所見はない.

〔検査所見〕単純Ｘ線写真で膝蓋骨下極に不整像を認めた（図6）.超音波画像では，Ｂモードで皮質骨の途絶と不整像を（図7），ドプラモードでは骨皮質途絶部に血流シグナルの増加を認めた.

〔経過〕スポーツ活動の制限を行い，徐々に疼痛が軽快し，4週間後にはサッカーへ復帰した.

　Sinding Larsen-Johansson病は，膝蓋腱の牽引による膝蓋骨の骨化障害説が有力であるが，症状には膝蓋骨周囲の滑液包炎が関連しているとする報告もあり，詳細は不明である[3].経過は短く予後は良好であり，症状が遷延することはまれである.一方，膝蓋骨には複数の骨端核が存在し，成長期には偶然（無症状）膝蓋骨下極などに不整像や骨端核が写っていることは日常よく遭遇する（図8）[4].圧痛部位など身体診察を丁寧に行うことが重要である.

Osgood-Schlatter病

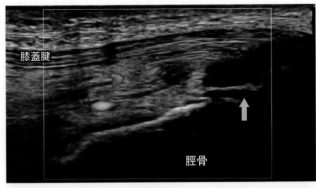

図9 Osgood-Schlatter病の超音波像
長軸像 ドプラモード. 裂離した骨端核（矢印）.
膝蓋腱周囲と膝蓋下脂肪体に血流シグナルが観察できる.

症例2　12歳　男児

〔主訴〕左膝前方部痛

〔既往歴〕特記事項なし

〔現病歴〕1か月前からとくに誘引なく，左膝前方部痛が出現した．サッカー中の痛みはそれほど気にならないが，踏み込み時に痛みを感じている．様子を見ていたが，疼痛が軽快しないため受診した．

〔身体所見〕脛骨粗面に腫脹と圧痛を認めたが，膝関節水腫や可動域制限はなかった．スクワットや片脚ジャンプの着地時など大腿四頭筋の遠心性収縮時に脛骨粗面に疼痛を訴えた．大腿四頭筋とハムストリングスの柔軟性が低下していた．

〔検査所見〕超音波検査では，脛骨粗面骨端核の部分的な裂離に加えて，Bモードでの膝蓋腱低エコー域，深膝蓋下包水腫，ドプラーモードでの膝蓋腱周囲と膝蓋下脂肪体の血流シグナルの増加を認めた（図9）.

〔経過〕スポーツ活動の制限に加えて，大腿四頭筋とハムストリングスのストレッチングを指導した．2週間後から疼痛が出ない程度の運動を徐々に許可し，4週間でサッカーへ復帰した．

Osgood-Schlatter病は発育期における急激な骨成長と筋・腱の成長バランスの不均衡に大腿四頭筋の反復牽引力や脛骨粗面部の力学的脆弱性が加わり発症する．膝蓋腱の牽引力により，脛骨粗面骨端核に部分裂離が生じる．慢性化する病態も報告されており，膝蓋腱症や滑液包炎の影響が示唆されている[5]．

発生率は10〜20％といわれ，約30％は両側性に発症する[6]．危険因子には，大腿四頭筋のタイトネスの上昇，足関節背屈制限や体重などが報告されている[7]．

病初期のOsgood-Schlatter病は，単純X線像で病変を確認することはできない．超音波検査は骨化が完成していない骨端核や軟部組織の描出のみならず，組織の血流シグナルも観察することができるため，Osgood-Schlatter病

の診断補助に必要不可欠なツールとなっている．Osgood-Schlatter病で推奨されている治療法は，患者教育（スポーツ活動の制限，ストレッチング）であり，疼痛が強い時期には活動レベルを制限することは重要である[8]．とくに保護者に対する説明は重要であり，安静が必要な理由やストレッチングの重要性を理解してもらい，治療に協力してもらうことが重要である．

裂離した骨端核の骨化が，完了後にも疼痛が遷延する場合がある．これはOsgood-Schlatter病の本来の病態に浅・深膝蓋下滑液包炎や膝蓋腱症など周囲の軟部組織の炎症による症状が合併している（図10）．このような症例についてもほとんどが注射療法などによる保存療法が有効であるが，ひざまずき時の疼痛や深膝蓋下滑液包炎が遷延する症例では，直視下もしくは鏡視下骨片摘出術の適応となることがある．

有痛性分裂膝蓋骨

症例3　11歳　男児

〔主訴〕右膝前外側部痛

〔既往歴〕特記事項なし

〔現病歴〕1週間前からとくに誘引なく，サッカー時に右膝前外側部痛が出現し受診した．

〔身体所見〕膝関節水腫や可動域制限は認めなかったが，膝蓋骨上外側に圧痛を認めた．

〔検査所見〕単純X線正面像と側面像では明らかな異常所見を認めなかったが，スカイライン像では分裂膝

A 単純X線側面像

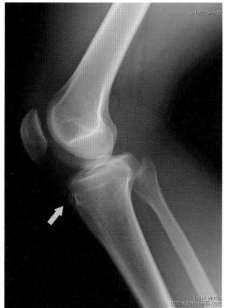

B 超音波長軸像

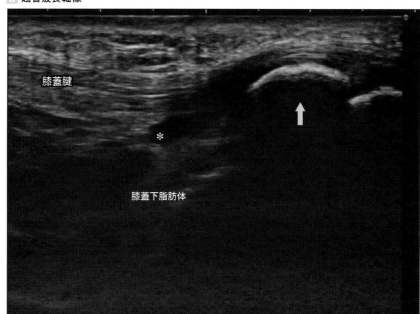

膝蓋腱

＊

膝蓋下脂肪体

図10 遺残性 Osgood-Schlatter 病
遺残骨片（矢印）．深膝蓋下包水腫（※）．

A 正面像

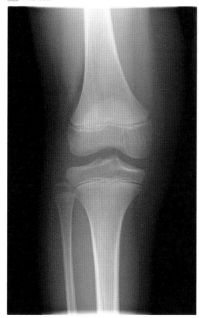

B 側面像

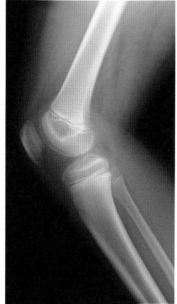

C スカイライン像

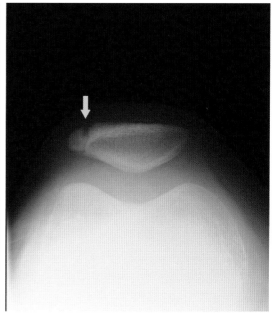

図11 二分膝蓋骨の単純X線像
分裂部（矢印）．

蓋骨を認めた（図11）．
〔経過〕スポーツ活動の制限と局所の安静により，徐々に疼痛は軽快した．ランニングやスクワット時に痛みがなくなった時点でサッカーへの復帰を許可した．

分裂膝蓋骨は無症候性を含めると全人口の1〜2%程度に存在し[9]，そのうち有痛性となるのは数%程度といわれている．分裂の場所によりtype IからIIIまで分類（Saupe分類）されていて，膝蓋骨上外側部が分裂しているtype

Ⓐ 正面像　　　　　　　　　　　　　Ⓑ 側面像

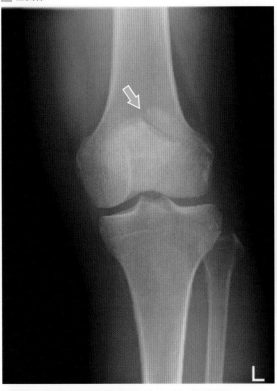
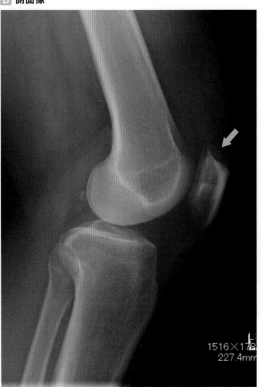

図12　二分膝蓋骨の単純X線像（成人例，無症状）
分裂部（矢印）.

Ⅲが最多である．多くの症例でスポーツ活動の中止で症状
は軽快するが，中には症状が遷延し，注射療法[10]や手術
療法（分裂骨摘出術や鏡視下外側支帯切離術，骨接合術）
が行われることもある．

　成人の膝痛の診察時に単純X線を撮影し，偶然分裂膝蓋
骨に遭遇することがある．無症候性分裂膝蓋骨の存在を認
識し，膝蓋骨骨折と鑑別することが必要である（図12）.

離断性骨軟骨炎

　　　　　　　　症例4　13歳　男児

〔主訴〕左膝前方部痛
〔既往歴〕ネフローゼ症候群
〔現病歴〕1か月前から左膝痛を自覚していたが，バ
スケットボールを続けていた．体育の授業中に踏ん
張った時に左膝に激痛が出現し受診した．
〔身体所見〕痛みのため荷重できない．左膝可動域は

伸展－15度，屈曲45度に制限されていた．左膝に
腫脹および膝蓋跳動を認めた．
〔検査所見〕単純X線像では明らかな異常所見を認めな
かった（図13）．MRIでは大腿骨外顆滑車部に軟骨損
傷を認め，顆間部に剥離した軟骨片を認めた（図14）.
〔経過〕観血的手術を行い，剥離した軟骨片を整復し，
PLLA（乳酸重合体）ピンを用いて固定した（図15,
図16）．術後は4週間の伸展位固定を行い，術後3.5か月
目からジョギングを許可し，術後5.5か月にMRIで軟骨
片の生着を確認し（図17），バスケットボールへ復帰した．

　大腿骨離断性骨軟骨炎は，10代の男児に多く，大腿骨
内側顆顆間部が好発部位である[11]．大腿骨滑車部の離断性
骨軟骨炎は，膝離断性骨軟骨炎のうち数％と報告されてい
る．しかし，MRIの普及に伴い，膝前方部痛を呈する大
腿骨滑車部離断性骨軟骨炎が比較的容易に診断できるよう
になり，増加傾向にあると感じている．大腿骨滑車部の離
断性骨軟骨炎は，成長期に膝前方部痛を訴える場合に鑑別

A 正面像　　　　　　　　　　　B 側面像　　　　　　　　　　　C スカイライン像

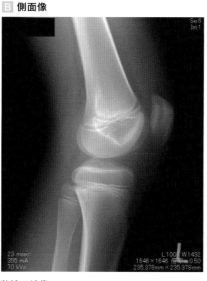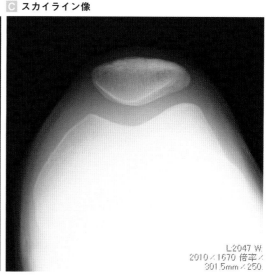

図13　大腿骨滑車部離断性骨軟骨炎の単純X線像

A 矢状断像T2強調像　　　　　B 矢状断像T2強調像　　　　　C 水平断像T2強調像

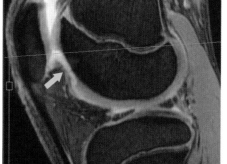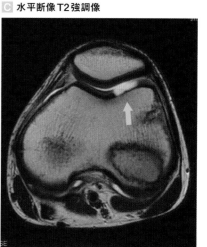

図14　大腿骨滑車部離断性骨軟骨炎 MRI T2強調像
A：裂離した軟骨片（矢頭）.
B：大腿骨滑車部病変部（矢印）.
C：大腿骨滑車部病変部（矢印）.

しなければならない疾患の1つで，単純X線検査では見逃されやすいので注意が必要である.

3. 成人の膝伸展機構障害

膝蓋腱症

症例5　22歳　男性

〔主訴〕左膝前方部痛

〔既往歴〕特記事項なし
〔現病歴〕半年前からとくに誘引なく，左膝前方部痛が出現した．野球の練習を休めば良くなるが，練習量が多くなると疼痛が増悪するため，受診した.
〔身体所見〕膝蓋骨下極の膝蓋腱付着部に圧痛を認めたが，膝関節水腫や可動域制限は認めなかった．しかし，腹臥位で股関節を伸展した状態で膝関節を屈曲させると，疼痛のために患側の尻があがるしり上がり現象は陽性であった.
〔検査所見〕単純X線像では明らかな異常を認めなかっ

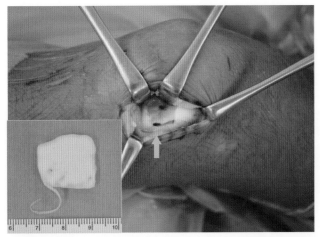

図15 **術中写真**
病変部（矢印）．左下は裂離していた軟骨片．

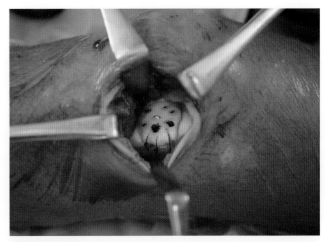

図16 **術中写真**
PLLAピンと縫合糸で遊離軟骨片を固定した．

A **矢状断像．T2強調脂肪抑制像**

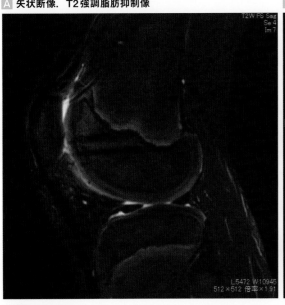

B **水平断像．T2強調像**

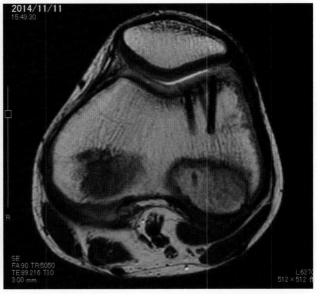

図17 **術後MRI**
軟骨片は整復されている．

た（図18）．超音波検査では，膝蓋骨下極の不整像に加え，膝蓋腱の肥厚とfibrillar patternの消失を認め，ドプラモードでは，膝蓋腱および膝蓋下脂肪体に血流シグナルが増加していた（図19）．

〔経過〕大腿四頭筋のストレッチング，大腿四頭筋遠心性トレーニングに加え，膝蓋腱と膝蓋下脂肪体間に超音波ガイド下でヒアルロン酸製剤を注射した．本症例では2か月間の保存療法後も疼痛は残存していたが，野球に復帰した．

膝蓋腱症はジャンプ動作を繰り返すスポーツ選手に多く発生し，さまざまな研究が行われているが，病態は必ずしも明らかでない．膝蓋腱症の治療の基本は，負荷の軽減や安静を含めた保存療法であるが，効果的な治療法が少なく，慢性例では治療に難渋することも多い．6か月間以上の保存療法に抵抗する例に対しては手術療法を推奨している報告もあるが，手術術式に関しても一定の見解が得られていない[12]．

A 正面像　　　　　　　　　　　B 側面像

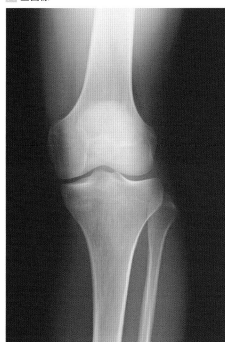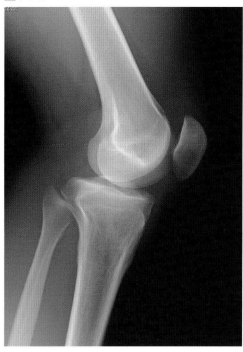

図18 単純X線像

A Bモード　　　　　　　　　　B ドプラモード

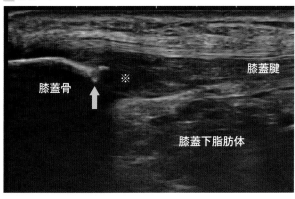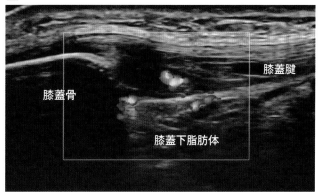

図19 超音波像（長軸像）
A：膝蓋骨下極の不整像（矢印）．膝蓋腱の肥厚と fibrillar pattern の消失（※）．
B：膝蓋腱および膝蓋下脂肪体の血流シグナル.

大腿四頭筋腱症

症例6　63歳　男性

〔主訴〕右膝前方部痛
〔既往歴〕特記事項なし
〔現病歴〕趣味のウエイトトレーニング中に，右膝前面部痛を感じるようになり受診した．スクワット時に疼痛を感じていた．

〔身体所見〕膝蓋骨上極の大腿四頭筋腱付着部に圧痛を認めたが，膝関節水腫や可動域制限は認めなかった．熱感や腫脹も認めなかった．
〔検査所見〕単純X線側面像で，膝蓋骨上極に骨棘を認めた（図20）．超音波検査では，膝蓋骨上極に骨棘を認めたが，大腿四頭筋腱の肥厚や fibrillar pattern の消失は認めなかった（図21）．
〔経過〕疼痛動作（大腿四頭筋の遠心性収縮）を避けるように指導したが，疼痛が軽快しなかったため，1

Ａ 正面像　　　　　　　　　　　　　　　　　Ｂ 側面像

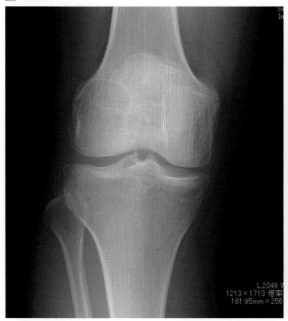

図２０ 単純Ｘ線像
膝蓋骨上極に骨棘を認める.

か月間水泳に種目を変更したところ, 疼痛が軽快した.

　大腿四頭筋腱症は, ウエイトリフティング選手やウエイトトレーニングを行う選手に多く, 膝蓋骨上極に骨棘を伴う場合が多い. 症状が出現するときにはすでに大腿四頭筋腱の変性をきたしていることが多く, 疼痛が遷延することが多い.

4. その他の注意すべき膝伸展機構障害

膝前方滑液包炎

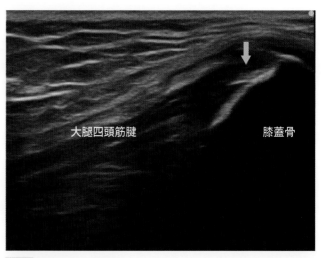

大腿四頭筋腱　　　　　　　　　　膝蓋骨

図２１ 超音波像 （長軸像）
膝蓋骨骨棘 （矢印）.

症例７　18歳　男性

〔主訴〕左膝前方部痛　腫脹
〔現病歴〕2か月前から, 柔道後に左膝前方部痛と腫脹が出現した. 前医で数回穿刺を行ったが, 再発を繰り返すため受診した.
〔身体所見〕膝蓋骨周囲に腫脹を認めたが, 可動域制限はなかった （図２２）.
〔検査所見〕単純Ｘ線像では明らかな異常所見はなかった. MRI T2強調像矢状断像では, 膝蓋骨の前方に液

体貯留を認めた （図２２）. 超音波検査では, 膝蓋腱の表層に液体貯留を認め, ドプラモードでは滑液包内に血流シグナルを認めた （図２３）.
〔経過〕保存療法に抵抗するため手術加療を行った. 手術では内視鏡で観察後に皮膚切開を追加し滑液包を切除した （図２４）. 術後は圧迫包帯を行い, ひざまずき動作や柔道の寝技は2か月間禁止した.

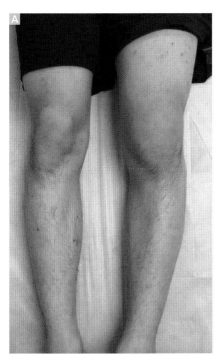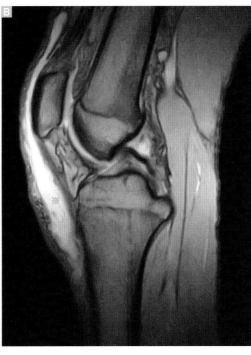

図22 症例7
A：左膝前方が腫脹している.
B：MRI. 矢状断T2強調像.
膝蓋前包と浅膝蓋下包が合併している（※）.

A Bモード
B ドプラモード

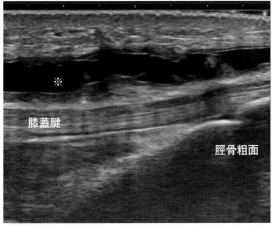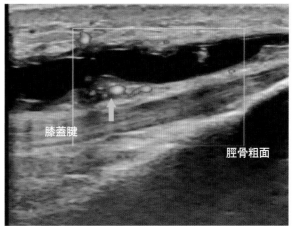

図23 超音波像（長軸像）
A：膝蓋腱表層に液体の貯留を認める（※）.
B：滑液包内に血流シグナルが増加している（矢印）.

　膝関節の前方には，膝蓋前滑液包，浅膝蓋下滑液包，深膝蓋下滑液包の3つの滑液包が存在する（図25）[13]．膝蓋前滑液包と浅膝蓋下滑液包は皮下に存在し，繰り返しの刺激や外傷により連続した大きな滑液包となることもある．レスリング選手や柔道選手など繰り返しのひざまずきが原因となることが多く，膝蓋前滑液包炎はHousemaid's kneeとも呼ばれている．局所の安静，圧迫包帯，穿刺およびステロイドの局所投与などの保存療法を行うが，繰り返す場合には，観血的手術を行うこともある．

　本稿の解剖写真は，金沢大学大学院機能解剖学尾崎紀之先生，慶応大学医学部解剖学教室今西宣晶先生，慶應義塾大学医学部クリニカルアナトミーラボのご指導とご協力のもと撮影し，掲載している．

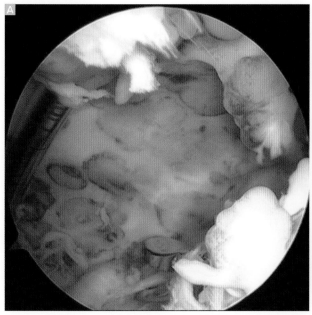
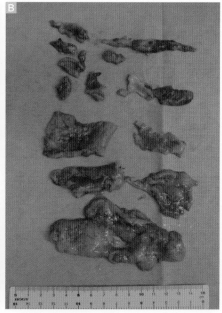

図24 術中所見
A：鏡視所見
B：摘出した滑膜

参考・引用文献

1) Dupuis CS, Westra SJ, Makris J, *et al.*: Injuries and conditions of the extensor mechanism of the pediatric knee. *Radiographics*, 29: 566-571, 2009.

2) Andrikoula S, Tokis A, Vasiliadis HS, *et al.*: The extensor mechanism of the knee joint: an anatomical study. *Knee Surg Sports Traumatol Arthrosc*, 14: 214-220, 2006.

3) Sinding-Larsen CMF: A hitherto unknown affection of the patella in children. *Acta Radiologica*, 1: 171-173, 1921.

4) Ogden JA: Radiology of postnatal skeletal development. X. Patella and tibial tuberosity. *Skeletal Radiol*, 11: 246-257, 1984.

5) Vaishya R, Azizi AT, Agarwal AK, *et al.*: Apophysitis of the Tibial Tuberosity (Osgood-Schlatter Disease): A Review. *Cureus*, 8: e780, 2016.

6) De Lucena GL, dos Santos Gomes C, Guerra RO: Prevalence and associated factors of Osgood-Schlatter syndrome in a population-based sample of Brazilian adolescents. *Am J Sports Med*, 39: 415-420, 2011.

7) Nakase J, Goshima K, Numata H, *et al.*: Precise risk factors for Osgood-Schlatter disease. *Arch Orthop Trauma Surg*, 135: 1277-1281, 2015.

8) Lyng K, Rathleff MS, Dean B, *et al.*: Current Management Strategies in Osgood Schlatter: A cross-sectional mixed method study. *Scand J Med Sci Sports*, 19: doi: 10.1111/sms.13751, 2020.

9) O'Brien J, Murphy C, Halpenny G, *et al.*: Magnetic resonance imaging features of asymptomatic bipartite patella. *Eur J Radiol*, 78: 425-429, 2011.

10) Nakase J, Oshima T, Takata Y, *et al.*: Ultrasound-guided injection and the pie crust technique for the treatment of symptomatic bipartite patella. *J Med Ultrason* (2001), 46: 497-502, 2019.

11) Aichroth P: Osteochondritis dissecans of the knee. A clinical survey. *J Bone Joint Surg*, 53B: 440-447, 1971.

12) Everhart JS, Cole D, Sojka JH, *et al.*: Treatment Options for Patellar Tendinopathy: A Systematic Review. *Arthroscopy*, 33: 861-872, 2017.

13) 中瀬順介, ほか：膝前方部の解剖. 膝エコーのすべて. 解剖・診断・インターベンション. 日本医事新報, 14-21, 2020.

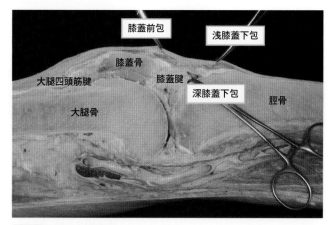

膝蓋前包　　浅膝蓋下包
膝蓋骨
大腿四頭筋腱　　膝蓋腱
深膝蓋下包　　脛骨
大腿骨

図25 膝前方の滑液包

Profile

中瀬順介（なかせ じゅんすけ）
金沢大学大学院 整形外科 助教
1976年生まれ. 2001年 関西医科大学医学部 卒業. 2001年 金沢大学整形外科. 2010年金沢大学大学院 修了. 2010年より現職.

土屋弘行（つちや ひろゆき）
金沢大学大学院 整形外科 教授
1957年生まれ. 1983年 金沢大学医学部 卒業. 1983年 金沢大学整形外科. 1988年 金沢大学大学院 修了. 1991年 金沢大学医学部 講師. 1999年 金沢大学医学部 准教授. 2010年より現職.

11

膝内障
（十字靱帯，側副靱帯，半月板損傷）
の画像診断

長井寛斗，黒田良祐

神戸大学大学院医学研究科 整形外科学

Point ① 膝十字靱帯損傷の臨床・画像所見について説明できる.

Point ② 膝側副靱帯損傷の臨床・画像所見について説明できる.

Point ③ 半月板損傷の臨床・画像所見について説明できる.

はじめに

　膝内障とは，以前は膝関節の嵌頓症状（関節内で半月板や遊離体などが引っかかって屈伸ができない状態）を示す一連の疾患を包括したものであったが，医学の進歩とともに膝内障の原因が分析され，前十字靱帯損傷など独立した診断名が確立された. そして膝内障は，これら数多くの膝関節の損傷・傷害の総称として使われているが，臨床的に分類すると，主に①靱帯損傷，②半月板損傷，③その他の損傷・障害（軟骨損傷や離断性骨軟骨炎など）の3つに分けられる. 最近は，これらの疾患は一つひとつが独立した疾患として扱われ，膝内障という病名は次第に使われなくなっており，現在ではむしろ確定診断がまだついていない膝の損傷・障害に対して用いられる. 膝靱帯損傷や半月板損傷はスポーツ外傷の中でも発生頻度が高く，正確な診断や適切な治療を行うために重要である.

　本稿では，膝内障のなかでも，十字靱帯損傷や側副靱帯損傷，半月板損傷の臨床像や画像所見を中心に概説する.

1. 前十字靱帯損傷

疾患概念

　前十字靱帯（anterior cruciate ligament：ACL）は，膝関節内で大腿骨顆間部外壁後方から脛骨顆間部前方に付着している靱帯で，大腿骨に対する脛骨の前方移動や回旋を制動している. ACL損傷は膝の靱帯損傷の中で最も多く，女児，若年などがリスク因子である[1]. 受傷機転はスポーツにおける非接触型の損傷が多く，バレーボール，バスケットボール，サッカーなどの競技で，ジャンプの着地時や急な停止・方向転換などで膝を外反し（膝が内に入る）受傷する. ラグビーやアメリカンフットボール，柔道などで接触型の受傷や，交通事故で受傷する場合もある.

臨床症状・診断のポイント

　典型的には受傷時に断裂音（Pop音）と膝が外れた感じ（膝

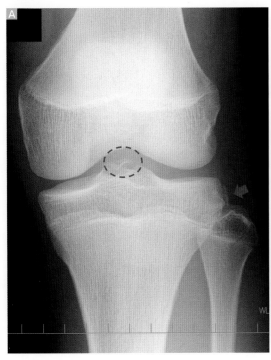
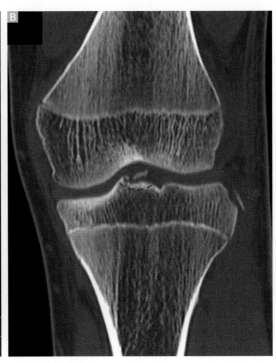

図1 前十字靱帯脛骨付着部剥離骨折とSegond骨折

単純X線膝正面像（A）とCT画像冠状断像（B）で，脛骨顆間部の剥離骨折（円弧）とSegond骨折（矢印）を認める.

くずれ）を自覚し，スポーツ活動中の受傷では，疼痛と不安定感のため，プレー続行が困難となる. 新鮮例では，疼痛および関節可動域制限とともに，関節血腫を認める. 陳旧例ではスポーツ動作で膝くずれを繰り返し，関節軟骨や半月板の二次損傷をきたし，変形性膝関節症に発展しうる. 徒手検査として，脛骨前方不安定性を評価するLachman（ラックマン）テストや前外側回旋不安定性を評価するPivot shift（ピボットシフト）テストがACL損傷の診断に有用である.

画像所見

単純X線画像

靱帯損傷自体の評価はできないが，まれにSegond（セゴン）骨折という，脛骨近位外側の小さな剥離骨折を認めることがあり，これを認めた場合は高率にACL損傷を合併しているため大きな手がかりとなる（図1）. また大腿骨外顆の陥凹を認めることがある.

また，小児ではACL脛骨付着部剥離骨折をきたす場合があり，単純X線像で診断可能であるが，CT画像およびMRIによる詳細な評価が必要である（図1，図2）.

MRI

ACL損傷の程度，合併損傷，半月板損傷や骨軟骨損傷についての評価ができ有用である.

新鮮例ではACLの膨化，線維の不明瞭化，途絶・不整が認められる（図3）. また，大腿骨外顆と脛骨後外側部の骨挫傷（bone bruise）や，大腿骨外顆の切痕像（notch sign）を認める（図3，図4）. とくに骨挫傷は，受傷後早期では高率に認められる. 一方，陳旧例になると骨挫傷も認めず，ACLの高信号変化も認めないことが多いが，ACL線維の不明瞭化や，消失・退縮を認め，これは遺残ACLを見ている.

また，内側側副靱帯（MCL）損傷や半月板損傷，軟骨損傷の有無にも注意して確認する必要がある. 半月板損傷は新鮮ACL損傷では外側半月板後節に多く生じ，内側半月板損傷は陳旧例で多く認められる.

治療のポイント

ACL脛骨付着部剥離骨折は，新鮮例であれば早期の骨片修復固定術の適応である[2]. それ以外の靱帯部での断裂は，修復（縫合）術による治癒が困難であり，一般的に再建術が行われる.

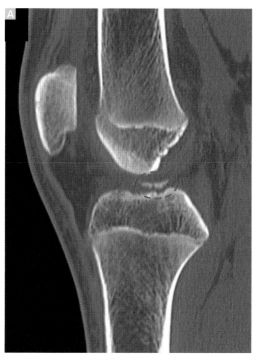
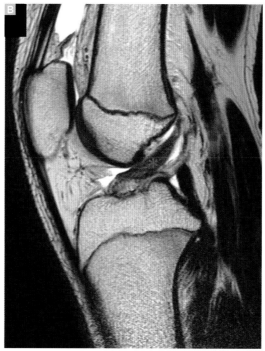

図2 前十字靱帯脛骨付着部剝離骨折のCT画像（A）とMRI（B）

CT矢状断像（A）で剝離骨片（円弧）の転位を認め，MRI T2強調像（B）で骨片に付着している前十字靱帯（＊）が確認できる．

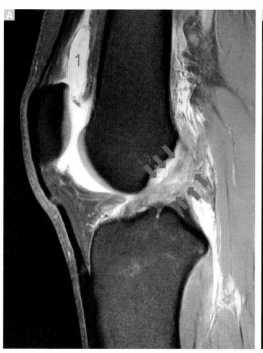
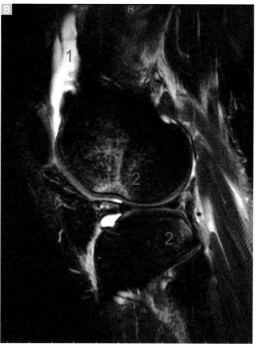

図3 前十字靱帯損傷のMRI矢状断像

A：脂肪抑制像にて前十字靱帯は高信号を呈し，線維の膨化・浮腫・不明瞭化を認める（矢印）．
B：大腿骨外顆と脛骨外側後方の骨挫傷（高信号領域）を認める．
1：関節内血腫
2：骨挫傷と大腿骨外顆の陥凹（notch sign）

　治療方針を決定する上では，自覚症状や膝不安定性の程度，半月板損傷など合併損傷の有無，年齢や職業，スポーツ復帰希望の有無などを総合的に判断するが，スポーツ復帰を希望する患者は若年者に限らず中高年でもACL再建術の適応となる．またスポーツをしない患者でも，重労働者や日常生活で膝くずれが生じるような患者，半月板損傷や軟骨損傷を伴っている場合は手術加療が勧められる．手術は，自家腱を用いたACL再建術が行われる．スポーツへの完全復帰は，術後9か月程度を要する．

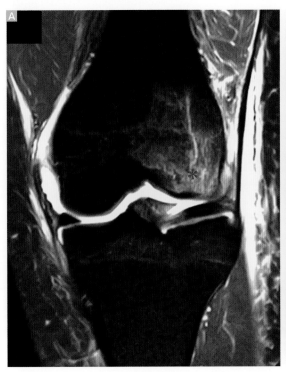
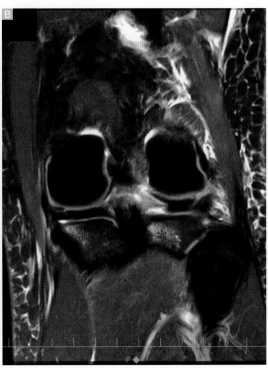

図4 前十字靱帯損傷のMRI冠状断像（左膝）
脂肪抑制像にて、骨挫傷（＊の高信号領域）を（A）大腿骨外顆と（B）脛骨近位後方に認める.

2. 後十字靱帯損傷

疾患概念

後十字靱帯（posterior cruciate ligament：PCL）は，大腿骨顆間部内側壁前方から脛骨顆間部後方に付着している靱帯で，大腿骨に対する脛骨の後方移動を主に制動している．PCLは膝伸展では緩み，膝屈曲位で緊張する．PCL損傷は，ラグビーなど接触型のスポーツ選手や交通外傷でみられる靱帯損傷であるが，スポーツでの受傷はACL損傷など他の靱帯損傷に比べて頻度が低い[3]．スポーツでは膝前方からの相手のタックルなど，膝屈曲位で膝前面を打撲し受傷することが多い．高エネルギー外傷の場合は，他の靱帯損傷や神経血管損傷，軟骨・半月板損傷，骨折等を合併することがある．

臨床症状・診断のポイント

受傷機転は診断に重要で，前方からのタックルや膝前面を打撲していないか，詳細に受傷時の状態を問診する．急性期には疼痛や脛骨近位前面の擦過傷や打撲痕，膝関節内血腫を認めることが多い．陳旧例では，下り坂や階段での膝不安定感を訴える場合が多い．

診察所見としては，膝屈曲位で脛骨の後方の落ち込みを評価する脛骨後方落ち込み徴候（posterior sagging sign）や，後方引き出しテスト（posterior drawer test）が診断に有用である．

画像所見

単純X線画像

PCL実質部損傷の場合，通常の単純X線像では異常を認めないが，PCL脛骨付着部剥離骨折の場合は診断が可能である（図5）．また，不安定性の評価として，仰臥位膝90度屈曲位で膝側面像を撮影するPosterior sagging viewは，脛骨後方落ち込みの評価として有用である．

MRI

矢状断像が診断に有用で，受傷後早期の新鮮PCL損傷ではPCL線維の膨化，不明瞭化や出血・浮腫像を認める（図6）．

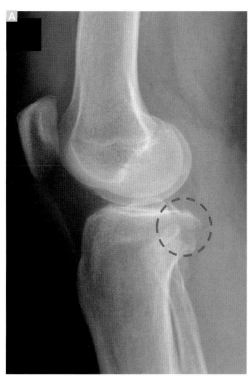

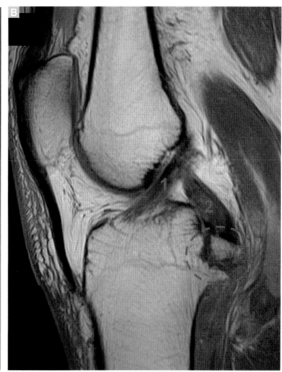

図5 後十字靱帯脛骨付着部剥離骨折
単純 X 線側面像（A），MRI 矢状断 T2 強調像（B）で後十字靱帯の脛骨付着部剥離骨折を認める（円弧）．
1：前十字靱帯
2：後十字靱帯

陳旧例になるとこれらの画像所見は顕著ではなくなり，症例によってPCL線維の消失を認める場合や，PCL線維の軽度の膨化を認める場合などさまざまである．PCL脛骨付着部骨折後早期では，骨折線が確認される（図5）．PCL損傷を疑った場合は，他の靱帯損傷，軟骨・半月板損傷の評価も含めて，MRIを施行すべきである．

治療のポイント

PCL単独損傷の多くは，筋力訓練や関節可動域訓練などのリハビリテーションを中心とした保存的加療でスポーツ復帰が可能であり，まずは保存的加療を行う．保存的加療を行っても不安定感が強い患者や，軟骨損傷・半月板損傷を伴っている場合，複合靱帯損傷の場合はPCL再建術の適応となりうる．PCL脛骨付着部剥離骨折で転位が大きい場合は受傷後早期に手術加療の適応となるが，転位が少ない場合は保存的加療が選択される．

3. 内側側副靱帯損傷

疾患概念

内側側副靱帯（medial collateral ligament：MCL）は，膝内側に存在する関節外靱帯で，主に膝外反を制動している．薄く幅広い靱帯で，MCLは浅層，深層に分けられる．浅層は，大腿骨内顆より起こり，脛骨近位内側に幅広く付着する．深層は，内側半月板と密に結合している．MCL後方は後斜走線維を形成し，関節包や半膜様筋腱と結合し，膝外反だけでなく脛骨回旋の制動に寄与している．

MCL損傷はACL損傷とともに頻度の高い膝靱帯損傷である[4,5]．MCL損傷はサッカー，ラグビーなどの接触型スポーツで受傷することが多く，膝外反ストレスにより生じる．接触受傷以外にはジャンプからの着地や，スキー中の転倒などでも生じる．単独型MCL損傷と，ACL・PCL損傷を伴う複合靱帯損傷に分けられる．その大多数は軽度の部分損傷で不安定性を認めないI度損傷であり，高度の不安定性を認めるⅢ度損傷では，ACL損傷など他の靱帯損傷の合併が多い．

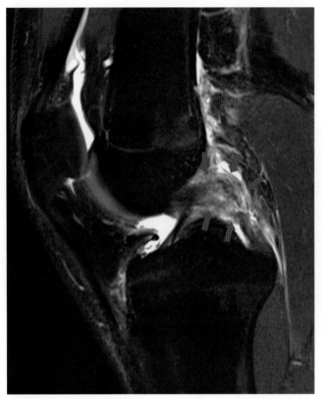

図6 後十字靭帯損傷のMRI
脂肪抑制像にて後十字靭帯の浮腫・膨化・不明瞭化を認める（矢印）.

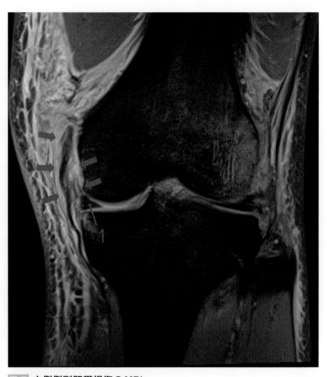

図7 内側側副靭帯損傷のMRI
脂肪抑制冠状断像にて内側側副靭帯線維は主に大腿骨側の膨化・たわみを認める（矢印）. 周囲の皮下組織の腫脹も著明である. 本症例は複合靭帯損傷例で著明な外反不安定性を認めⅢ度損傷であった.
1：内側半月板

臨床症状・診断のポイント

　症状としては，膝内側痛や外反ストレステストでの疼痛増強や不安定性，関節可動域制限である. 単独損傷の場合は，通常関節内血腫は認めない. MCL周囲の腫脹や圧痛を認める. 外反ストレステストでの不安定性の有無，程度の評価が重要で，膝伸展位と30°屈曲位で評価し，不安定性を認めないものをⅠ度，膝30°屈曲位でのみ不安定性を認めるものをⅡ度，膝伸展位・屈曲30°の両方で不安定性を認めるものをⅢ度損傷とする. とくに，Ⅲ度損傷例では，合併靭帯損傷の可能性を念頭におき診断を進める必要がある.

画像所見

単純X線像

　まれに，MCL付着部の剝離骨折が認められる場合がある. 外反ストレス撮影は不安定性の定量評価として有用であるが，受傷後早期は疼痛のため施行が困難である. スト

レス撮影を行う場合は，徒手検査同様に健側・患側の両膝で伸展位と30°屈曲位で撮影を行う.

MRI

　冠状断が診断に有用で，MCL線維の膨化，出血像，不明瞭化を認め，Ⅲ度損傷の重症例では完全な断裂やたわみを認める（図7）. 多くの症例が大腿骨側の損傷であるが，まれに脛骨側での損傷を認める. 内側半月板損傷など，合併損傷がないかも慎重に評価する.

治療のポイント

　大腿骨側での損傷は，保存的加療により軽快することが多い. 不安定性を認めないⅠ度損傷や屈曲30°でのみ不安定性を認めるⅡ度損傷は，まず保存的加療を選択する. MCL用（支柱付）装具を処方して膝外反動作を制動し，早期から関節可動域訓練・大腿四頭筋を含めた膝周囲筋力訓練などのリハビリテーションを行う. 伸展位でも不

安定性を認めるⅢ度損傷では，一次修復術が考慮される．保存的加療や一次修復術でも不安定性が残存した場合は，MCL再建術が適応となる．

4. 外側側副靱帯・後外側支持機構損傷

疾患概念

　外側側副靱帯（lateral collateral ligament：LCL）は，大腿二頭筋，膝窩筋腱，膝窩腓骨靱帯，弓状膝窩靱帯，関節包などから構成される後外側支持機構（Posterolateral structure：PLS）の1つである．LCLは大腿骨外顆と腓骨頭に付着し，膝の内反を制動している．

　LCL・PLS損傷は，膝に内反ストレスや過伸展強制を受け受傷する．ラグビーなどのコンタクトスポーツで相手にタックルを受けた場合や，格闘技での関節技，急な方向転換，さらには交通外傷などの高エネルギー外傷で生じる．LCL・PLS損傷は，膝靱帯損傷の中でもPCL損傷と並んで頻度が低い[5, 6]．LCL単独損傷の場合は，軽度（Ⅰ度）損傷が多い．不安定性を認めるⅡ〜Ⅲ度損傷では，PLS損傷に加えACL損傷やPCL損傷を合併した複合靱帯損傷となることが多い．

臨床症状・診断のポイント

　高エネルギー外傷や複合靱帯損傷の場合は，膝窩動脈や脛骨神経などの神経血管損傷を合併する場合もあるため，神経血管損傷の評価も重要である．膝後外側痛や腫脹，膝過伸展（伸展動揺性）を認めることが多く，内反ストレステストでの内反不安定性の評価や回旋不安定性の評価が重要である．

画像所見

単純X線像

　腓骨頭の剥離骨折を認める場合があるが，軽症例では骨折を認めない場合が多い．内反ストレス撮影は不安定性の定量評価として有用であるが，急性期は疼痛のため施行が困難なことが多い．

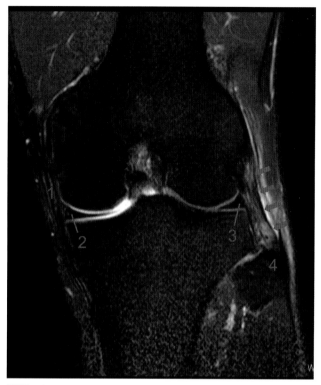

図8　外側側副靱帯損傷のMRI
脂肪抑制冠状断像にて外側側副靱帯の高信号変化，膨化を認める．本症例では膝30°屈曲位で軽度の不安定性を認めた（grade 2）．
1：内側側副靱帯
2：内側半月板
3：外側半月板
4：腓骨頭

MRI

　LCLの評価はMCLと同様に冠状断が有用であり，LCL線維の膨化，出血像，不明瞭化を認める（図8）．膝窩筋腱や大腿二頭筋を含めた後外側支持機構の評価は，冠状断だけでなく矢状断，軸位断像も用いることが有用である．

治療のポイント

　MCL同様に，不安定性を認めないⅠ度損傷や，屈曲30°でのみ不安定性を認めるⅡ度損傷では，まず保存的加療が選択される．支柱付き装具を装着して靱帯への負荷を軽減し，関節可動域訓練や筋力訓練などのリハビリテーションを行う．Ⅲ度損傷では，一次修復術が考慮される．不安定性が残存し症状がある場合は，再建術の適応となりうる．

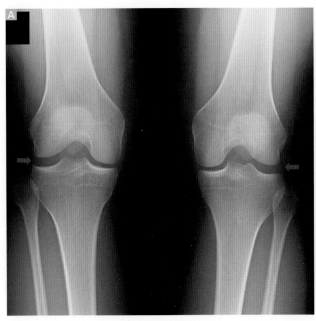

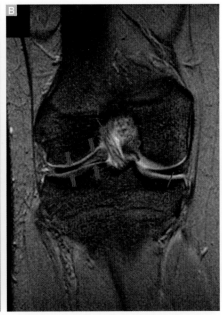

図9 外側円板状半月板損傷

A：単純Ｘ線膝正面像（Rosenberg view）で大腿骨外顆低形成・平坦化，外側関節裂隙の開大を認める（矢印）.

B：右膝は完全型外側円板状半月板を認め，内部の高信号変化を認める. 正常半月板では楔状断面が認められる中節部分において，本症例では外側関節面全体に渡り均一な厚みの半月板を認める（＝円板状半月板）.

1：前十字靱帯
2：後十字靱帯
3：内側半月板

5. 半月板損傷

疾患概念

半月板は，脛骨大腿関節の内・外側関節面上に存在し，半月状を呈する線維軟骨で，荷重分散・吸収など機能に加え，膝関節安定性にも寄与する. 辺縁が楔状に厚くなり関節包と結合し，関節内部に行くと次第に薄くなり自由縁となる. 前角，後角は直接脛骨に付着している. 血管は辺縁側約1/3にのみ認められ，この部分は血管により栄養され，その他の部位は関節液から栄養を受ける.

半月板損傷は頻度が高い膝の外傷で[6]，半月板単独損傷，膝靱帯損傷に伴う半月板損傷，円板状半月板損傷，そして加齢に伴う変性半月板損傷に分類される.

単独損傷は，体重がかかった状態で膝をひねった場合などに生じる. 中央1/3（中節）から後方1/3（後節）にかけて断裂をきたしやすい. 靱帯損傷に伴う半月板損傷は，ACL損傷に伴うものがほとんどであり，半月板損傷の原因として最も多い. ACL新鮮損傷例では外側半月板後節損傷が多く，陳旧例になると内側半月板の中～後節損傷が増加する.

小児の半月板損傷は，円板状半月板に起因するものが多い. 円板状半月板（discoid meniscus）は欧米では稀であるが，日本人にはよく見られる形態異常で，通常両側性である. ほとんどが外側半月板で，脛骨大腿関節面を完全に覆う完全型と，完全には覆わないが通常の半月板より幅が広く関節面の半分以上を覆う不完全型がある.

臨床症状・診断のポイント

損傷した半月板部位に一致した関節裂隙に疼痛，圧痛を認めることが多い. 関節血症をきたすこともあるが，ACL損傷に比べると多くない. 疼痛の他に引っかかり感やれき音，関節可動域制限，ロッキング（嵌頓）症状（膝が屈曲したまま伸展不能となる）などがある.

損傷形態としては，縦断裂，バケツ柄断裂，水平断裂，放射状断裂，弁状断裂，それらが組み合わさった複合断裂がある. また，直接脛骨部に付着している部分を損傷することもある（根損傷：root tear）.

画像所見

単純Ｘ線像

直接的に半月板を評価することはできないが，骨病変の有無や関節症性変化の有無を確認するために重要である. また，円板状半月板では，大腿骨外顆低形成や外側関節裂隙の平坦化・開大を認める（図9）.

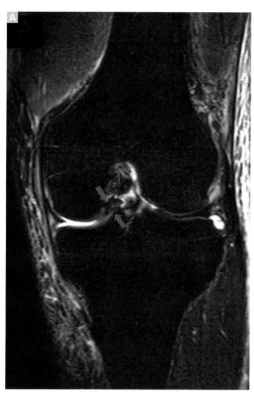

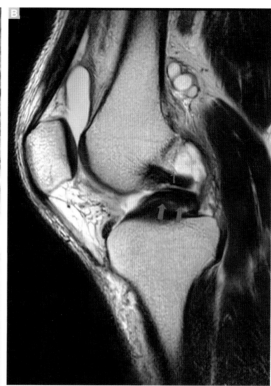

図10 内側半月板損傷（バケツ柄断裂）
左膝内側半月板バケツ柄断裂を認め, 断裂した半月板が顆間部の後十字靱帯の下部にロッキング（嵌頓）している. 矢状断で後十字靱帯が2本あるようにみえるため, Double PCL signと呼ばれる.
1：後十字靱帯

MRI（図10, 図11）

　T2強調画像や脂肪抑制画像を主に用いる. これらの条件では通常半月板は均一な低信号に描出されるが, 半月板に高信号領域を認めた場合は断裂が疑われる. 外側半月板中後節移行部には膝窩筋腱溝があるため, 内側半月板に比べると診断が難しい場合がある. 半月板内部のみの信号変化は断裂ではなく半月板実質の変性を見ているだけのことが多い.

治療のポイント

　半月板は血流に乏しい組織のため, 損傷した半月板が自然治癒することはほとんどない. 若年者の半月板損傷や, 症状を伴った円板状半月板は手術適応である.

　損傷した半月板は可能な限り温存し縫合することが望ましいが, 断裂形態や部位, 半月板の状態によっては縫合による治癒が難しい場合もあり, その場合は最小限の部分切除術を行う. 手術は関節鏡を用いて行う. スポーツの完全復帰は, 半月板縫合を行った場合は約6か月, 部分切除を行った場合には2〜3か月程度を要する.

おわりに

　膝十字靱帯損傷, 側副靱帯損傷, 半月板損傷の臨床像や画像所見のポイントについて概説した. 的確な診断を行うためには, 画像評価だけでなく, 入念な問診（受傷機転）と診察所見（徒手検査）による評価が非常に重要である. 画像診断は補助診断の1つと認識し, 問診と診察所見で疑った損傷・傷害部位に着目して画像評価を行い, 漠然と画像だけで診断を行わないよう日常診療から常に心がけるべきである.

　また, 画像上異常と思われる部位が, 実際に患者の症状の原因であるかどうか, とくに臨床所見と画像所見を照らし合わせ, これらが一致していることが重要である. さらに, 的確な画像診断には解剖の知識を十分に習得している必要があり, 正常解剖の把握・学習も肝要である. レジデントの皆さんにとって, 本稿が日常診療の手助けになれば幸いである.

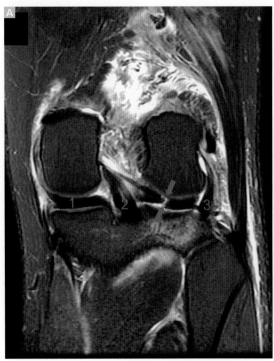
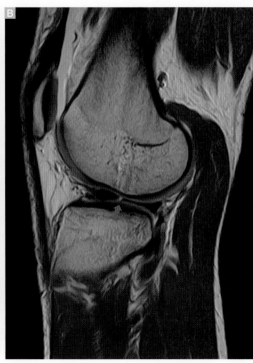

図11 外側半月板損傷（放射状断裂）
A：外側半月板後節の放射状断裂（矢印）
B：外側半月板中節の放射状断裂（矢印）
1：内側半月板
2：後十字靱帯
3：膝窩筋腱

参考・引用文献

1) Musahl V, Karlsson J: Anterior cruciate ligament tear. *N Engl J Med*, 380: 2341-2348, 2019.

2) Strauss EJ, Kaplan DJ, Weinberg ME, *et al.*: Arthroscopic Management of Tibial Spine Avulsion Fractures: Principles and Techniques. *J Am Acad Orthop Surg*, 26: 360-367, 2018.

3) Bedi A, Musahl V, Cowan JB: Management of Posterior Cruciate Ligament Injuries: An Evidence-Based Review. *J Am Acad Orthop Surg*, 24: 277-289, 2016.

4) Miyamoto RG, Bosco JA, Sherman OH: Treatment of medial collateral ligament injuries. *J Am Acad Orthop Surg*, 17: 152-161, 2009.

5) Bollen S: Epidemiology of knee injuries: diagnosis and triage. *Br J Sports Med*, 34: 227-228, 2000.

6) Swenson DM, Collins CL, Best TM, *et al.*: Epidemiology of knee injuries among U.S. high school athletes, 2005/2006-2010/2011. *Med Sci Sports Exerc*, 45:462-469, 2013.

Profile

長井寛斗（ながい かんと）
神戸大学大学院医学研究科 整形外科学 医員
2007年 神戸大学医学部 卒業. 2009年 神戸大学整形外科. 2016年 神戸大学大学院で医学博士取得. 2016 ～ 2018年 米国ピッツバーグ大学整形外科へ留学後, 2019年より現職.

黒田良祐（くろだ りょうすけ）
神戸大学大学院医学研究科 整形外科学 教授
1990年 神戸大学医学部 卒業. 1997年米国クリーブランドクリニック留学. 2000年 神戸大学大学院で医学博士取得. 2002年 米国ピッツバーグ大学留学. 2004年 神戸大学大学院整形外科助手, 講師, 准教授を経て, 2016年より現職.

12

足関節捻挫の画像診断と鑑別診断

屋比久博己 [1]，熊井 司 [2]

1) 琉球大学大学院 整形外科学講座／
早稲田大学大学院 スポーツ科学研究科リサーチフェロー
2) 早稲田大学 スポーツ科学学術院 教授

Point 1 足関節・足部外傷の鑑別疾患を挙げることができる.

Point 2 診察から予想される鑑別疾患に応じて画像検査，撮影法を適切に選択できる.

Point 3 靭帯損傷における超音波画像所見を理解できる.

はじめに

捻挫とは関節部に外力が加わり，非生理的な運動を強制された時に生じる関節包，靱帯などの関節支持組織の軽度の損傷であり，日本整形外科学会ホームページでは「単純X線で異常がない関節のケガ」と記載されている．以前は足関節・足部の内がえし損傷などに対し単純X線検査を行い，異常を認めない場合に捻挫と診断されていたが，近年超音波画像診断装置（エコー）の画質向上により，捻挫をより詳細にそれぞれの靱帯の損傷として捉えることができるようになった．本稿では，靱帯損傷に対する画像診断モダリティとして有用なエコーの所見を中心に解説していく．

また，捻挫を生じる足関節・足部の内がえし損傷などの受傷機転で起こる捻挫以外の鑑別すべき病態として，腱の脱臼や足関節果部骨折，腱靱帯付着部裂離骨折，骨端線損傷，その他多くの病態が挙げられ，さらにこれらの損傷は足関節だけでなく足部にも見られる．つまり，足を捻った後に生じた足関節および足部の痛みを主訴に受診された患者の診察にあたる際は，多くの病態を鑑別する必要がある．診察から骨折が疑われる場合，単純X線検査が有用である．転位のない骨折や靱帯付着部裂離骨折などを含め骨折の検出にもエコーは非常に役立つが，単純X線像では足関節または足部全体を1枚の画像として見ることができるため，骨折線の全体像把握や転位の程度，転位の方向など有用な情報が得られる．また靱帯損傷においても，適切な方法で撮影することで不安定性から生じる関節裂隙の開大やアライメント不良を評価できる．骨端線損傷では左右を比較することで骨端離開や骨端核の形状の変化を評価することができるなど，単純X線検査から得られる情報量は多い．このように足関節・足部捻挫の鑑別を行う上で単純X線検査も有用な画像診断モダリティであるため，その撮影法や画像を見る際のチェックポイントについてエコーとあわせて解説する．

表1 足関節捻挫の鑑別疾患

内がえし損傷の診療時に足関節捻挫と鑑別すべき疾患．日常診療で比較的多くみられる疾患を赤字で示す．

骨損傷：足関節・足部の骨折	靭帯損傷
内果，外果，後果	後足部捻挫（背側踵立方靭帯，二分靭帯，頚靭帯，骨間距踵靭帯）
腓骨近位	
距骨後突起外側結節	中足部捻挫（足根 - 中足部，リスフラン靭帯）
距骨外側突起	
踵骨前方突起	腱損傷
第5中足骨基部骨折	短腓骨筋腱断裂
舟状骨または他の足根骨	長腓骨筋腱断裂
小児の骨端線損傷	腓骨筋支帯損傷（腓骨筋腱亜脱臼 / 脱臼）
骨軟骨骨折	足関節内側部の腱亜脱臼 / 脱臼（後脛骨筋腱，長趾屈筋腱，長母趾屈筋腱）
距骨前外側部	
距骨後内側部	神経損傷
脛骨遠位端	浅腓骨神経

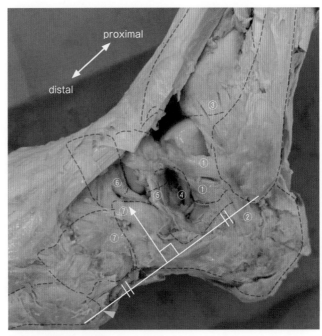

図1 後足部外側の靭帯
①①' 前距腓靭帯（上方線維束，下方線維束）②踵腓靭帯 ③前下脛腓靭帯
④骨間距踵靭帯 ⑤頚靭帯 ⑥二分靭帯（踵立方線維束は見えていない）
⑦⑦' 背側踵立方靭帯　矢印：踵骨前方突起　矢頭：第5中足骨基部

1. 足関節捻挫の疫学と鑑別疾患

　足関節捻挫は，アスリートに多く発生するスポーツ外傷の1つである．38か国70種目の競技を含む227本の文献のシステマティックレビューから，70種目中24種目において足関節が最も傷害発生の多い部位であり，また足関節の傷害に関する情報が得られた43種目中33種目において，足関節の全傷害に占める足関節捻挫の割合が最も高かったと報告されている[1]．また，全米体育協会の15種目，16年間の傷害データの調査から，全種目において足関節捻挫の発生率がもっとも高く，全傷害の15%を占めていた[2]との報告もあり，足関節捻挫が非常に頻度の高い傷害であることがわかる．

　Swensonら[3]は足関節捻挫における損傷部位の内訳として，85.3%に前距腓靭帯損傷，34.5%に踵腓靭帯損傷，26.4%に前下脛腓靭帯損傷，12.3%に後距腓靭帯損傷，5.4%に三角靭帯損傷，4.1%に後下脛腓靭帯損傷を認めたと報告している．また三角靭帯損傷は，他の靭帯損傷と比較し骨折との合併が多いことも述べている．このデータから，捻挫では外側靭帯損傷の割合が高く，内がえし損傷による受傷が多いことが読み取れる．したがって足関節・足部外傷を診る際は，内がえし損傷の鑑別疾患を頭に入れておくことが重要である．DiGiovanniら[4]は，内がえし損傷の鑑別疾患として 表1 を挙げている．日常診療で多く見られるものや初診時の見逃しが多い病態などが列挙されており参考になる．

2. 解剖

　非生理的な内がえし強制によって損傷することの多い前距腓靭帯，踵腓靭帯，前下脛腓靭帯靭帯，二分靭帯，背側踵立方靭帯などの靭帯組織と，靭帯や腱の牽引によって裂離骨折を起こすことの多い踵骨前方突起，第5中足骨基部などを 図1 に示す．これらの構造と位置関係を理解しておくと，触診やエコーによる走査をスムーズに行うことができる．

3. 診察

問診：受傷肢位によって鑑別をしぼることができる.

視診：歩行可能かどうか，歩容，腫脹，皮下血腫の程度や位置などを見ることで，損傷部位や重症度がある程度把握できる.

触診：外果先端や第5中足骨基部は触れやすく，触診時のランドマークとなる. また，外果先端と第5中足骨基部を結ぶ線とその垂直二等分線の交点から，1，2横指前方に踵骨前方突起を触れることができる（図1）. 足部内側では，内果や舟状骨結節が触れやすい. これらのランドマークを確認し，内部の構造全体をイメージしながら圧痛の最強点を探すことで鑑別をしぼる.

4. 運動器エコー

足関節・足部は，皮膚から骨までの深さが数ミリから数センチ以内と浅いため，浅層を高解像度で評価可能な10MHz以上の高周波リニアプローブとの相性がよい.

構造物の見え方

骨：骨表面で音波が強く反射するため骨輪郭が線状高エコー像として描出され，深部は音波が届かず低エコー像となる. 骨輪郭の不正や不連続性から骨折を同定する.

軟骨：関節軟骨は均一な低エコー像，線維軟骨は高エコー像として描出される.

腱・靱帯：多数の線維が同一方向に配列する腱，靱帯組織では，線維の方向に垂直に進入した音波が強く反射されるため，長軸像において「fibrillar pattern」とよばれる，複数の線状高エコーが層状に配列した像として描出される. 一方，線維方向に対して斜めに進入した音波は斜めに反射されるためエコー輝度が低下する. この現象は異方性と呼ばれ，プローブの角度を変えることで腱・靱帯組織のエコー輝度が大きく変わるためうまく利用すると周囲組織との区別に役立つ.

筋：低エコーの筋束とそれを仕切る高エコーの膜構造として描出される[5].

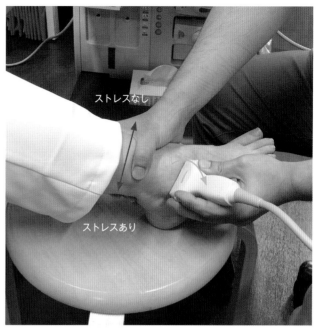

図2　前距腓靱帯の走査

青矢印のように腓骨側を支点にプローブを回転させていき骨性ランドマークを描出すると，前距腓靱帯を見つけやすい. 赤矢印のように下腿を軽く持ち上げるとストレスなし，下腿を軽く押し込むとストレスありで靱帯の前方引き出し不安定性を評価できる.

5. 鑑別疾患の画像所見

前距腓靱帯損傷

腓骨遠位端前縁を触知し，プローブの一端を当て固定する. ここを支点にプローブをゆっくり回転させ背側から底側に向けて走査していくと，鋭角な距骨滑車から徐々に輪郭がなだらかになり前距腓靱帯が停止する結節が現れる. 図1の距骨の形状をイメージするとわかりやすい. この結節は距骨の外果との関節面より若干隆起しており，前距腓靱帯描出のランドマークとなる. この結節は陥凹や切痕であることもある[6]. 足部を診察台などに置くと下腿の重さで前方引き出しストレスがかかった状態となっており，下腿を持ち上げるとストレスを解除できる. これを利用して前方引き出しストレスに対する不安定性をエコーで評価できる（図2，図3）.

図4に実際の損傷所見を示す. 前距腓靱帯実質は腫脹し内部のエコー輝度が低下，fibrillar patternが不明瞭化する.

A ストレスなし

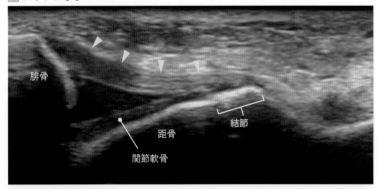

腓骨

距骨

関節軟骨

結節

B ストレスあり

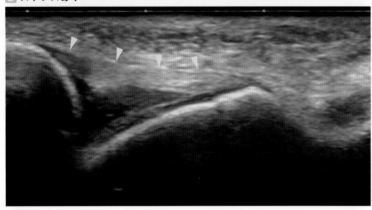

図 3 正常な前距腓靱帯のエコー所見

A：矢頭の示す部分に fibrillar pattern を呈する前距腓靱帯を認める.
腓骨側は靱帯がたわみ音波が斜めに進入し異方性でエコー輝度
が低下している. 前距腓靱帯が付着する結節も確認できる.
B：前距腓靱帯が緊張し距骨の前方移動を制動している.

A 正常なエコー像

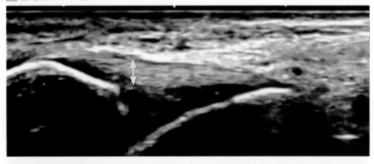

B 前距腓靱帯損傷のエコー像

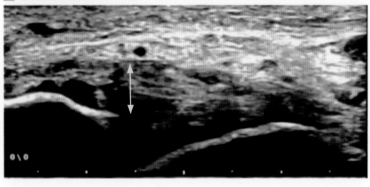

図 4 前距腓靱帯損傷のエコー所見

B：靱帯が腫脹しエコー 輝度低下, fibrillar pattern の不明瞭化を認め
る. 皮下組織の腫脹も認める.

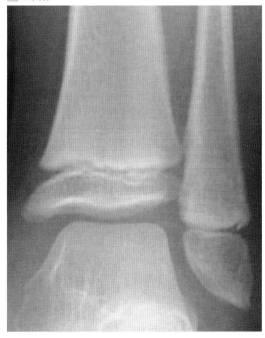

A 正面像

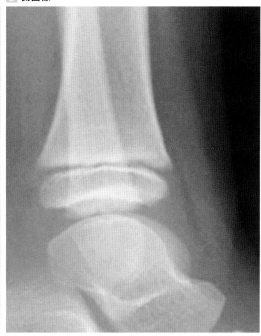

B 側面像

図5 外果裂離骨折の単純X線像. 足関節2方向
通常の足関節2方向撮影では, 裂離骨折を診断するのが難しいことが多い.

健側と比較するとわかりやすい. ストレス不安定性も認めることが多く, 断裂部での開大を認めることもある. 下腿を軽く押し込む前方引き出しストレスではあまり疼痛を伴わないことが多いが, 患者の苦痛や不安に配慮しながら行う.

外果裂離骨折 (前距腓靱帯付着部)

　内がえし損傷による外果裂離骨折は全受傷の26%と比較的多く, その年齢別の発生率は二峰性となっており子供と40歳以上の成人に多い. とくに子供ではその割合が76%と非常に高く[7], 小児の足関節内がえし損傷では, 捻挫よりもまずは裂離骨折を念頭におく必要がある. 図5のように, 通常の単純X線像の足関節2方向撮影では外果裂離骨折を診断するのは難しい. しかしエコーで前距腓靱帯描出時と同様の方法で走査すると, 図6に示すように裂離した小骨片および骨片に付着する前距腓靱帯を描出できる. 前方引き出しストレスで外果-骨片間が開大する様子も確認できる.

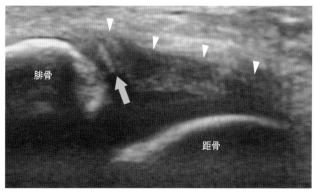

腓骨

距骨

図6 外果裂離骨折のエコー所見
矢頭の示す部分に前距腓靱帯を認める. 矢印の示す部位に線状の高エコー像を呈する裂離骨片を認める. 前方引き出しストレスを加えると, この骨片と腓骨との間隙が開大し周囲の軟部組織が間隙に引き込まれる様子を確認できる.

A 正常なエコー像

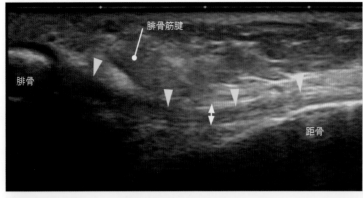
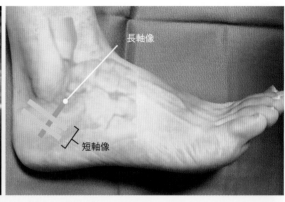

B 踵腓靱帯損傷のエコー像

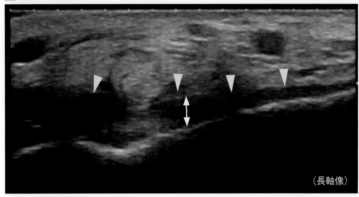

（長軸像）

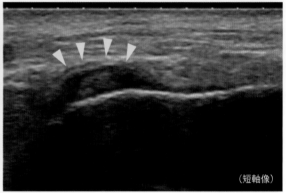

（短軸像）

図7 踵腓靱帯損傷のエコー所見
A：矢頭の示す部分に fibrillar pattern を呈する踵腓靱帯を認める．浅層に腓骨筋腱を認める．
B：靱帯が腫脹しエコー輝度低下，fibrillar pattern の不明瞭化を認める．短軸像でも腫脹し輝度が低下した踵腓靱帯を認める．

踵腓靱帯損傷

　前距腓靱帯損傷との合併が多い．踵腓靱帯は，腓骨遠位端前縁で前距腓靱帯の直下より起始し，後下方に向け走行し踵骨外側面に停止する．距腿関節背屈で緊張するため，背屈位で走査を行う．靱帯の付着部位置にはバリエーションがあるため，内がえしで緊張する症例と外がえしで緊張する症例があり[8]，背屈に加え内・外がえしの肢位を調整しながら描出しやすい肢位で走査を行うとよい．

　短軸像で靱帯の走行を追って確認し，長軸方向に合わせてプローブを回転させると靱帯の長軸像を描出できる（図7）．

前下脛腓靱帯損傷

　前下脛腓靱帯損傷は，内がえし損傷で前距腓靱帯や踵腓靱帯損傷に合併することもしばしばあるが，典型的な受傷肢位は足部外旋と同時に生じる下腿内旋であり[9]，問診によりこの肢位での受傷が疑われた場合まず念頭に置く必要がある．前下脛腓靱帯は水平面に対して30〜35°傾いているため[10, 11]，その角度に合わせて脛腓間にプローブを置き，近位から遠位に向けプローブを並行移動しながら走査していくと鋭な脛骨外側辺縁が徐々に台形に変化しChaput結節が描出できるため，これをランドマークとすると前下脛腓靱帯を描出しやすい．損傷時のエコー所見は，他の靱帯の損傷所見と同様である（図8）．

二分靱帯損傷，背側踵立方靱帯損傷，踵骨前方突起骨折

　Søndergaard ら[12] は，足関節・足部内がえし損傷の31%に踵立方関節の靱帯損傷がみられ，その7%が裂離骨

A 健側のエコー像

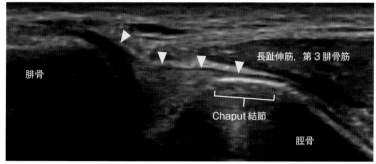

腓骨

長趾伸筋, 第3腓骨筋

Chaput 結節

脛骨

B 前下脛腓靭帯損傷のエコー像

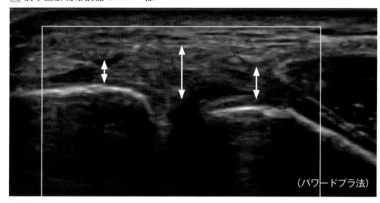

(パワードプラ法)

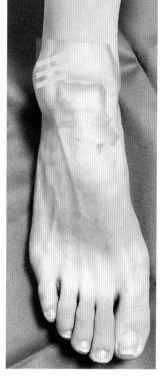

図8 前下脛腓靭帯損傷のエコー所見
A：矢頭の示す部分に fibrillar pattern を呈する前下脛腓靭帯を認める. Chaput 結節が描出され脛骨外側縁が台形に描出される位置が目安となる. その浅層には長趾伸筋および第3腓骨筋の筋腹が三角形に描出される.
B：靭帯が腫脹しエコー輝度低下, fibrillar pattern の不明瞭化を認める. パワードプラ法で観察すると損傷した靭帯周囲に血流シグナルを認める.

折を伴い, また24%は単独損傷であったと報告しており, 比較的頻度の高い外傷であることがわかる. しかし詳細な診察を行わないと, 足関節捻挫と誤診されてしまうケースもしばしばあると思われる. 裂離骨折を伴う損傷では症状の遺残期間の中央値が9か月と長いことや[12], 偽関節で症状が残り手術に至るケースもあるため, 初療でしっかり診断することが重要である. 図1に示した位置をイメージしながら皮下に触れる骨性ランドマークを頼りに圧痛を確認すると, ピンポイントで痛がるのでわかりやすい. 同部に中足骨軸に沿ってプローブを置き走査すると図9のように踵骨前方突起, 立方骨, 二分靭帯, 浅層に短趾伸筋が描出される. 図9Bに踵骨前方突起裂離骨折の所見を示す. 二分靭帯の踵立方線維束は32%に欠損が見られることが報告されており[13], 必ず二分靭帯の踵立方線維束が描出されるわけではないことに留意する. 二分靭帯の外側には背側踵立方靭帯が存在しており, この靭帯が損傷されることもある.

Lisfranc靭帯損傷

足関節, 足部底屈位で軸圧が加わることで生じるため, 問診で受傷肢位を確認することが重要である. Lisfranc靭帯は第1楔状骨と第2中足骨基部を結合する靭帯であり, 骨間靭帯であるためエコーで直接描出することはできないが, 同部の背側靭帯の損傷や関節裂隙の開大は評価できる. 治療方針決定の際単純X線像での評価が必要となるため, 疑った際は単純X線をオーダーするとよい. 転落や交通外傷など高エネルギー損傷によって生じるLisfranc脱臼骨折などと異なり, スポーツ時の損傷では画像所見に乏しく, 非荷重での足部2方向撮影では第1中足骨および第1楔状骨と第2中足骨基部との裂隙の開大が検出できない場合も多いため, 患者の痛みに十分配慮しつつ可能な限り荷重時での撮影を行う (図10). Nunleyら[14] は, 荷重位の足部正面像における第1, 2中足骨基部間の距離と, 側面像でのアーチ低下によるステージ分類について報告している. 両側で撮影し比較するとわかりやすい.

A 正常なエコー像

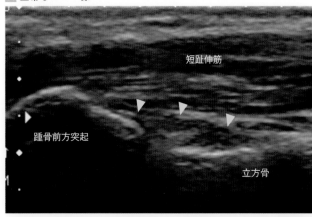

短趾伸筋

踵骨前方突起

立方骨

B 踵骨前方突起裂離骨折のエコー像

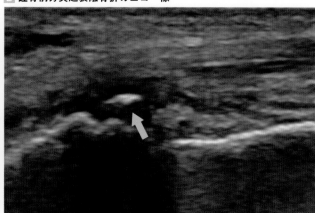

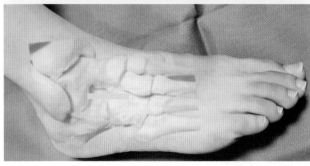

図9 踵骨前方突起裂離骨折のエコー所見
A：矢頭の示す部分に二分靱帯を認める．浅層に短趾伸筋を認める．
B：矢印の示す部位に高エコー像を呈する小骨片が背側に転位している様子が描出されている．

A 患側

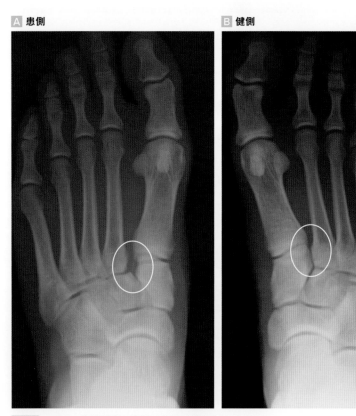

B 健側

図10 Lisfranc靱帯損傷の単純X線像（荷重時）
患側では健側に比較し第1中足骨および第1楔状骨と第2中足骨基部との裂隙が開大している．

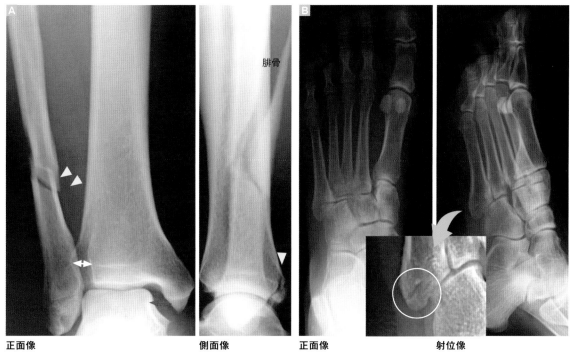

正面像　　　　　　　　　側面像　　　　　正面像　　　　　　　　射位像

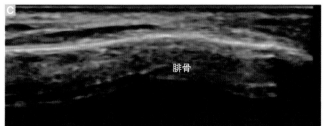

健側

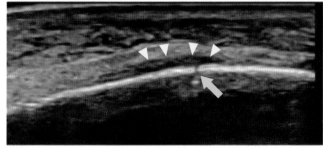

患側

図11　足関節果部骨折，第5中足骨骨折の単純X線像と外果骨折（転位なし）のエコー所見

A：足関節骨折では損傷されることの多い外果，内果，後果に注目する．この症例では内果骨折を認めず，medial clear space（赤矢印）および遠位脛腓間（白矢印）の開大を認め，三角靱帯損傷および遠位脛腓靱帯損傷を合併していることがわかる．

B：第5中足骨基部に裂離骨折を認める．射位像で骨折線がより明瞭に見えている．

C：転位のない外果骨折のエコー長軸像．患側では皮質骨の不連続性（矢印）と周囲の血腫貯留（矢頭），皮下組織の腫脹を認める．

骨折（足関節果部骨折，第5中足骨骨折，骨端線損傷，距骨外側突起骨折）

　捻挫の重要な鑑別疾患として，足関節果部骨折があげられる．骨折を生じるのは主に外果，内果，後果であり，単純X線像はこれらの部位に特に注目して見る．この足関節果部骨折では，三角靱帯損傷や遠位脛腓靱帯損傷がしばしば合併し，単純X線像でmedial clear spaceの開大や脛腓間開大が見られる．これらの所見は，下腿内旋15°〜20°で足関節を撮影するmortise viewでより評価しやすい．転位のない果部骨折の診断では，エコーが有用である．また，内がえし損傷では短腓骨筋腱の牽引による第5中足骨基部裂離骨折もしばしば見られる．これまで述べた他の裂離骨折に比べ，骨片が大きく単純X線像で診断可能なことが多い（図11）．第

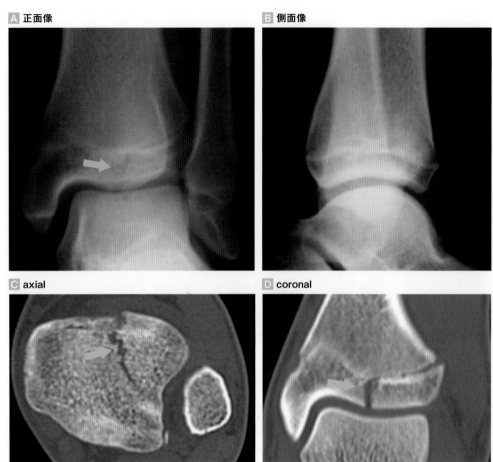

A 正面像　B 側面像　C axial　D coronal

図12 Tillaux骨折の単純X線像およびCT像
靱帯は骨端部に付着しているため，骨端線が完全に閉鎖していない思春期では足関節に特徴的な骨端線損傷が起こる．Tillaux骨折では前下脛腓靱帯の牽引によりChaput結節が損傷される．

5中足骨基部は，前述のように容易に触知可能なため鑑別しやすい．骨端線閉鎖が完了していない思春期では成人の足関節果部骨折とは異なり，Tillaux骨折や，triplane骨折，Wagstaffe骨折など特徴的な骨端線損傷を起こすため，診察から骨折が疑われた場合はこれらを念頭に置き，骨端核の形状を比較できるよう単純X線像を両側で，可能なら4方向でオーダーするとよい．CTも有用である（図12）．

距骨外側突起骨折は比較的まれであるが症状が捻挫に似ており，初診時の見逃しが多い[15]ため鑑別として頭に置いておくとよい．受傷機転の統一された見解はまだないが，主な報告で距腿関節背屈という点と軸圧がかかるという点は共通しており[16, 17]診断の参考になる．小児の報告例の受傷の内訳は14例中転落9例，ジャンプ着地2例，自転車事故2例，足関節をひねり受傷が1例となっており，転落や着地など軸圧がかかることが予想される受傷起点が多い[18, 19]．成人例では，スノーボード外傷として知られている（図13）．

腓骨筋腱脱臼

腓骨筋腱脱臼も，足関節捻挫との鑑別を要する重要な外傷である．足関節捻挫と比較し圧痛や腫脹，皮下血腫の位置が外果後方に位置する．弾発音を自覚することもある．腱を後方から圧迫し脱臼を再現することで診断できるが，エコーでは損傷による出血や上腓骨筋支帯が外果から剥離している様子，長腓骨筋腱が外果の線維軟骨縁を乗り越える様子を描出することができ有用である（図14）．

距骨骨軟骨損傷

足関節捻挫の6.5%以上，外側靱帯新鮮損傷の19%，足関節果部骨折の71%に合併するといわれており[20]，足関節捻挫の診断時念頭におく必要がある．靱帯損傷や骨折を伴っていることが多いため急性期に症状を見分けるのは難

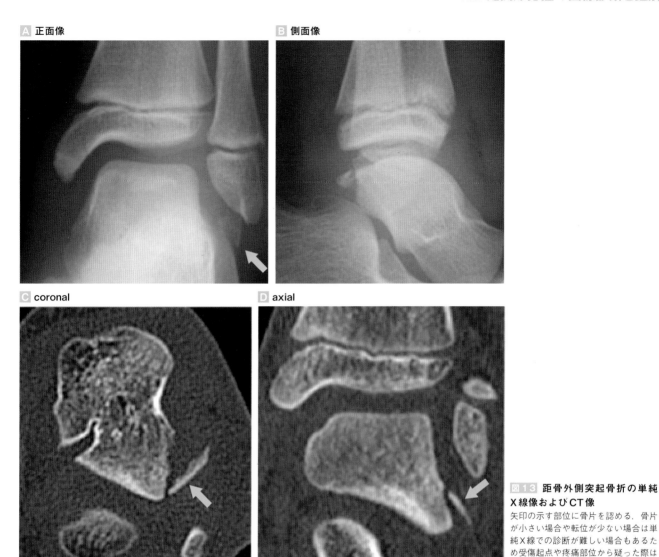

A 正面像　B 側面像　C coronal　D axial

図13　距骨外側突起骨折の単純X線像およびCT像
矢印の示す部位に骨片を認める．骨片が小さい場合や転位が少ない場合は単純X線での診断が難しい場合もあるため受傷起点や疼痛部位から疑った際はCTで精査を行うとよい．

しいが，入室時に荷重歩行ができない場合やエコーで著明な関節内血腫を認める場合は，レントゲンで距骨滑車部を注意して確認しておくとよい．病変そのものは非常に小さく，病変部位や撮影の方向によっては距骨と陰影が重なり見逃される可能性も高いため，病変をうまく接線方向に捉えることが重要である．内側病変は滑車後方に生じることが多いため，底屈位での前後像が有用である[21]（図15）．

おわりに

　足関節・足部外傷では前述以外にも多くの病態を認めることがあるが，今回は特に臨床でよく遭遇する病態を中心に概説した．検査前にしっかりと診察し，鑑別をあげた上で適切な画像検査を行うことが正確な診断を行う上で重要である．

参考・引用文献

1) Fong DTP, Hong Y, Chan LK, *et al*.: A systematic review on ankle injury and ankle sprain in sports. *Sports Med*, 37: 73-94, 2007.

2) Hootman JM, Dick R, Agel J: Epidemiology of collegiate injuries for 15 sports: Summary and recommendations for injury prevention initiatives. *J Athl Train*, 42: 311-319, 2007.

3) Swenson DM, Collins CL, Fields SK, *et al*: Epidemiology of US High School sports-related ligamentous ankle injuries, 2005/06-2010/11. *Clin J Sport Med*, 23: 190-196, 2013.

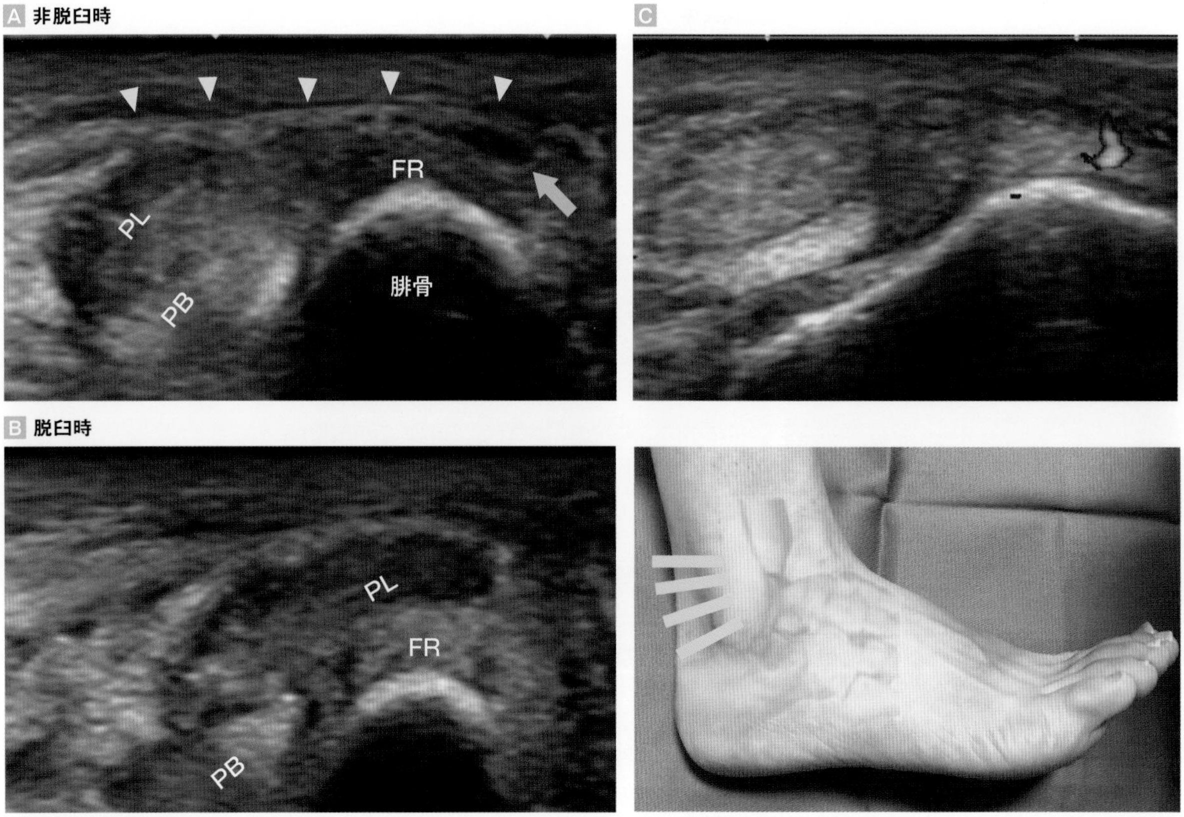

A 非脱臼時
B 脱臼時
C

図14 腓骨筋腱脱臼のエコー所見

A：矢頭に示す部位に上腓骨筋支帯を認め，腓骨との間に血腫が貯留した間隙を認める（矢印）．
　　（PL：長腓骨筋腱　PB：短腓骨筋腱　FR：線維軟骨縁）
B：長腓骨筋腱が腓骨，線維軟骨縁を乗り越えAの矢印で示した間隙に滑り込む様子が描出されている．
C：上腓骨筋支帯が剥離した位置で血流シグナルを認める．

4) DiGiovanni BF, Partal G, Baumhauer JF: Acute ankle injury and chronic lateral instability in the athlete. *Clin Sports Med*, 23: 1-19, 2004.

5) 皆川洋至：超音波でわかる運動器疾患診断のテクニック．メジカルビュー社，pp186-210, 2010.

6) Sarrafian SK: SARRAFIAN' S Anatomy of the Foot and Ankle. 3rd ed, LIPPINCOTT WILLIAMS & WILKINS, pp44-51, 2011.

7) Haraguchi N, Toga H, Shiba N, et al: Avulsion fracture of the lateral ankle ligament complex in severe inversion injury: Incidence and clinical outcome. *Am J Sports Med*, 35: 1144-1152, 2007.

8) Sarrafian SK: SARRAFIAN' S Anatomy of the Foot and Ankle. 3rd ed, LIPPINCOTT WILLIAMS & WILKINS, pp507-643, 2011.

9) Brosky T, Nyland J, Nitz A, et al.: The Ankle Ligaments: Consideration of Syndesmotic Injury and Implications for Rehabilitation. *J Orthop Sports Phys Ther*, 21: 197-205, 1995.

10) Bartoníček J: Anatomy of the tibiofibular syndesmosis and its clinical relevance. *Surg Radiol Anat*, 25: 379-386, 20003.

11) Ebraheim NA, Taser F, Shafiq Q, et al.: Anatomical evaluation and clinical importance of the tibiofibular syndesmosis ligaments. *Surg Radiol Anat*, 28: 142-149, 2006.

12) Søndergaard L, Konradsen L, Hølmer P, et al: Acute midtarsal sprains: Frequency and course of recovery. *Foot ankle int*, 17: 195-199, 1996.

13) Edama M, Ikezu M, Kaneko F, et al.: Morphological features of the bifurcated ligament. *Surg Radiol Anat*, 41: 3-7, 2019.

14) Nunley JA, Vertullo CJ: Classification, investigation, and management of midfoot sprains: Lisfranc injuries in the athlete. *Am J Sports Med*, 30: 871-878, 2002.

15) Mills H, Horne G: Fracture of the lateral process of the talus. *Aust NZ Surg*, 57: 643-646, 1987.

16) Boon AJ, Smith J, Zobitz ME, et al.: Snowboarder' s talus fracture: mechanism of injury. *Am J Sports Med*, 29: 333-338, 2001.

17) Funk JR, Srinivasan SC, Crandall JR: Snowboarder' s talus fractures experimentally produced by eversion and dorsiflexion. *Am J Sports Med*, 31: 921-928, 2003.

A 正面像

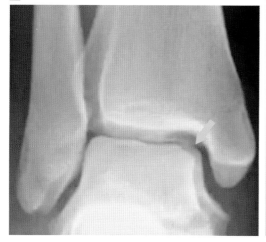

B 側面像

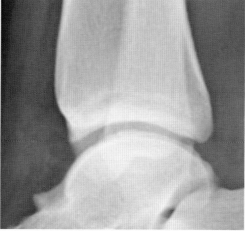

C coronal

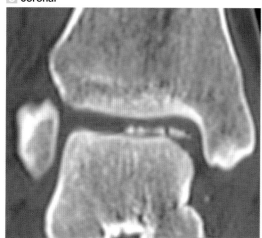

D 足関節鏡外側ポータル

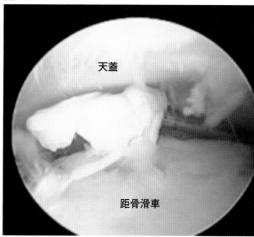

図15 距骨骨軟骨骨折の単純X線像, CT像および鏡視所見

単純X線像で距骨滑車内側辺縁の不正像と遊離骨片を疑う所見を認める. CT像にて粉砕した小骨片を認め, 関節鏡にて遊離した骨軟骨片を認めた.

18) Efraim DL, Naum S, Kareem AS, *et al.*: Fracture of the lateral process of the talus in children. *J Pediatr Orthop B*, 10: 68-72, 2001.

19) Yangtao W, Hai J, Bing W, *et al.*: Fracture of the Lateral process of the Talus in Children: A kind of Ankle Injury With Frequently Missed Diagnosis. *J Pediatr Orthop*, 36: 289-293, 2016.

20) 高尾昌人：距骨骨軟骨損傷. 大関覚 熊井司 高尾昌人：足の外科テキスト. 南江堂, pp138-141, 2018.

21) 熊井　司：距骨滑車骨軟骨障害. 山本晴康：足の外科の要点と盲点. 文光堂, pp340-347, 2006.

Profile

屋比久博己（やびく ひろき）
琉球大学大学院 整形外科学講座/早稲田大学大学院 スポーツ科学研究科 リサーチフェロー
1985年生まれ. 2011年 琉球大学医学部 卒業. 2013年 同大学整形外科学講座入局, 中部徳洲会病院. 2014年 那覇市立病院. 2015年 ハートライフ病院. 2017年 沖縄県立八重山病院. 2018年 与那原中央病院. 2019年より現職.

熊井　司（くまい つかさ）
早稲田大学 スポーツ科学学術院 教授
1960年生まれ. 1986年 奈良県立医科大学 卒業. 奈良県立医科大学整形外科学教室入局. 2000年 英国：ウェールズ大学 Musculoskeletal Biology and Sports Medicine Research Lab. およびドイツ：ミュンヘン大学 解剖学教室. 2004年 奈良県立医科大学整形外科 助手. 2006年 奈良県立医科大学整形外科 講師. 2006年 福建医科大学（中華人民共和国）客員教授. 奈良県立医科大学スポーツ医学講座 教授. 2017年より現職.

レジデント #130 NEXT ISSUE

Resident Vol.13 No.8

特集

熱のある患者を
診療するときのポイント

企画編集●尾本篤志

特集にあたって

　体温はバイタルサインのうちの1つであり，生体の状態を反映する重要なパラメータで，バイタルサインの異常では最も頻度が多く，「熱のある患者」に対する病歴聴取，理学所見，およびそれを踏まえたアセスメントは，すべての診療科の医師にとっても必要なスキルである．

　体温が上昇する原因は，発熱と高体温があり，まずはその鑑別も重要となるが，発熱をきたす疾患で最も多い感染症に対しては，まずは fever work up を行う．そのなかには，緊急性を要する疾患や致死性の疾患もあり，その場合は迅速な判断，対応が求められる．また，患者自身の背景によって，想起すべき疾患が異なる場合もある．

　体温上昇の原因は，病歴聴取と随伴症状の把握でほとんど絞れる．その答え合わせとして，各種検査を行い，診断を行う．

　現在は診断学の進歩，および各種モダリティーの精度向上により，発熱の原因特定に至らないケースは減少してきたが，それでもまだ不明熱患者の相談は，総合内科に舞い込む．今回の特集で，皆さんが臨床の現場で熱のある患者を診るときに，より効率的に，より確実に，患者のアウトカムを向上させることができることを期待する．

尾本篤志（京都第一赤十字病院 総合内科部長）

定期購読のご案内

「レジデント」定期購読料
12 冊 **30,000 円**（10%税込）（送料無料）
※月刊誌・毎月 10 日発売（年間 12 冊）
　定価（2,273+ 税）円 / 冊・AB 判・**全頁カラー印刷**
定期購読をご希望の際は，「バックナンバー・定期購入のご案内」ページをご参照ください。
お問い合わせ：03-3813-8225（販売部）
E-mail：net@igaku.co.jp

お知らせ大募集！

学会・セミナー・研究会やイベントなどの告知を
「レジデント」に掲載してみませんか？
◎お申し込み・お問い合わせ
〒 113-0033　東京都文京区本郷 2-27-18
医学出版 「レジデント」編集部
☎ 03-3813-8888　FAX：03-3813-8224
●掲載は無料です。
●誌面の都合により，表記など一部内容の変更をさせていただく場合がありますので，あらかじめご了承ください。

編集後記

◆今号は，前回予告しておりました特集とは違う内容となりましたこと，お詫び申し上げます．特集「熱のある患者を診療するときのポイント」は，再度，次号の予定でございます．ご関係の先生方，特集を期待していただいた先生方には，ここで改めてお詫び申し上げます．
今回の特集では，最近増えつつあるスポーツ傷害の，画像診断についてご解説いただきました．画像診断の基本的な事項から注意点，また，重要な疾患から見逃しやすい疾患にいたるまで網羅されています．本誌が先生方のお役に立ちますよう願っております（TI）．

お知らせ

本誌『レジデント』におきましては，今月号より通巻表記（129 号）へと変更いたします。
今後とも引き続きご愛顧のほどよろしくお願い申し上げます。

レジデント

Resident

Vol.13 No.7 ［通巻 129 号］

2020 年 11 月 1 日発行

編集発行人　村越勝弘
発行所　　　株式会社 **医学出版**
　　　　　　〒 113-0033 東京都文京区本郷 2 丁目 27-18
　　　　　　☎　03-3813-8888（代表）
　　　　　　FAX 03-3813-8224（編集部）
　　　　　　E-mail net@igaku.co.jp
広告申込　☎ 03-3813-8225（営業部）

医学出版　www.igaku.co.jp

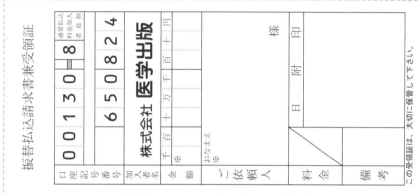

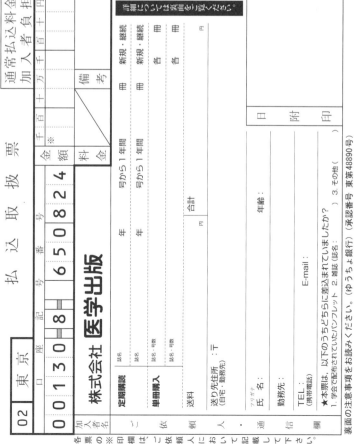

誌名	単冊価格（10%税込）【送料下記参照】	定期購読料（10%税込）【送料無料】
レジデント	2,200 円 (2018 年 10 月号まで), 2,500 円 (2019 年 12 月号以降)	29,800 円 (通常号 12 冊)
月刊糖尿病	2,970 円 (Vol.10 No.2 まで), 3,520 円 (Vol.11 No.3 まで), 3,960 円 (Vol.12 No.7 まで), 4,400 円 (Vol.12 No.8 以降)	49,800 円 (通常号 12 冊)
BEAUTY	3,960 円 (Vol.2 No.9 まで), 4,400 円 (Vol.2 No.10 以降)	50,000 円 (通常号 12 冊)
消化器内科	4,400 円	49,800 円 (通常号 12 冊)
WOC Nursing	2,200 円 (2018 年 4 月号まで), 2,640 円 (2018 年 5 月号以降)	29,800 円 (通常号 12 冊)
WOC Nursing (2019 年 1 月号)	2,970 円	－

価格改定に伴い, **定期購読の開始号数は【レジデント】は 2019 年 12 月号以降, 【月刊糖尿病】は Vol.12 No.8 (通巻 128 号) 以降,** **【BEAUTY】は Vol.2 No.10 (通巻 11 号) 以降,【WOC Nursing】は 2019 年 1 月号以降よりご指定ください。**

【送料について】 2 冊までのご購入は別途送料 200 円をいただきます。3 冊以上または定期購読の場合, 送料は無料です。

収入印紙
3 万円以上
貼付

〔印〕

この場所には, 何も記載しないでください

（ご注意）
・この用紙は, 機械で処理しますので, 金額を記入する際は, 枠内にきっちりと記入してください。また, 本票を汚したり, 折り曲げたりしないでください。
・この用紙は, ゆうちょ銀行又は郵便局の払込機能付き ATM でもご利用いただけます。
・この払込書を, ゆうちょ銀行又は郵便局の渉外員にお預けになるときは, 引換えに預り証を必ずお受け取りください。
・ご依頼人様からご提出いただきました払込書に記載されたおところ, おなまえ等は, 加入者様に通知されます。
・この受領証は, 払込みの証拠となるものですから大切に保管してください。

（キリトリ線）

＊ ご入金いただいてから弊社に通知が届くまでに, 1 週間ほどかかります。通知が届きましてからお品物を発送いたしますので, お手元に届くまでに 10 日～2 週間ほどかかりますことをご了承ください。

この場所には, 何も記載しないでください